Laboratoire de la ville de Paris à l'hôpital Saint-Louis

CONTRIBUTION A L'ÉTUDE

ET AU TRAITEMENT

DES AFFECTIONS CUTANÉES

ET GANGLIONNAIRES

DE LA RÉGION INGUINO-CRURALE

PAR

Le Dr Georges Th. PHOTINOS

ANCIEN AIDE DE MÉDECINE OPÉRATOIRE ET D'ANATOMIE TOPOGRAPHIQUE
A LA FACULTÉ D'ATHÈNES
ANCIEN INTERNE DE L'HÔPITAL DES MALADIES VÉNÉRIENNES ET CUTANÉES
D'ATHÈNES
MEMBRE CORRESPONDANT DE LA SOCIÉTÉ FRANÇAISE DE DERMATOLOGIE
ET DE SYPHILIGRAPHIE
MEMBRE DE LA SOCIÉTÉ DE PROPHYLAXIE, ETC.

Avec une préface du Dr SABOURAUD

CHEF DU LABORATOIRE DE LA VILLE DE PARIS A L'HÔPITAL SAINT-LOUIS

Avec 14 figures en noir.

PARIS

A. MALOINE, EDITEUR

25-27, RUE DE L'ÉCOLE-DE-MÉDECINE, 25-27

—

1906

CONTRIBUTION A L'ÉTUDE

ET AU TRAITEMENT

DES AFFECTIONS CUTANÉES

ET GANGLIONNAIRES

DE LA RÉGION INGUINO-CRURALE

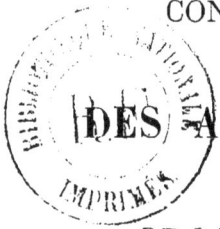

Laboratoire de la ville de Paris à l'hôpital Saint–Louis

CONTRIBUTION A L'ÉTUDE

ET AU TRAITEMENT

DES AFFECTIONS CUTANÉES

ET GANGLIONNAIRES

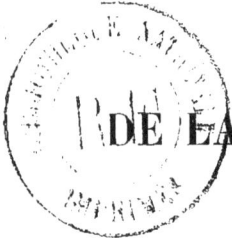

DE LA RÉGION INGUINO-CRURALE

PAR

Le Dr Georges Th. PHOTINOS

ANCIEN AIDE DE MÉDECINE OPÉRATOIRE ET D'ANATOMIE TOPOGRAPHIQUE
A LA FACULTÉ D'ATHÈNES
ANCIEN INTERNE DE L'HOPITAL DES MALADIES VÉNÉRIENNES ET CUTANÉES
D'ATHÈNES
MEMBRE CORRESPONDANT DE LA SOCIÉTE FRANÇAISE DE DERMATOLOGIE
ET DE SYPHILIGRAPHIE
MEMBRE DE LA SOCIÉTÉ DE PROPHYLAXIE, ETC.

Avec une préface du Dr SABOURAUD

CHEF DU LABORATOIRE DE LA VILLE DE PARIS A L'HOPITAL SAINT-LOUIS

Avec 14 figures en noir.

PARIS

A. MALOINE, ÉDITEUR

25-27, RUE DE L'ÉCOLE-DE-MÉDECINE. 25-27

1906

A MONSIEUR SP. STAÏS

Ancien Ministre de l'Instruction publique et des Cultes.
Membre du Parlement, etc.

Qu'il veuille bien agréer
l'hommage de ce travail,
faible témoignage d'une in-
finie reconnaissance et
d'une amitié fraternelle.

A MON MAITRE R. SABOURAUD

Chef du laboratoire de la ville de Paris à l'hôpital Saint-Louis,

qui a bien voulu me permettre de travailler dans son laboratoire pendant dix-huit mois; qui m'a inspiré l'idée de ce travail et a bien voulu m'aider dans sa rédaction. C'est principalement à son enseignement clinique et théorique que je dois de connaître les maladies de la peau et du cuir chevelu, qu'il me permette de lui exprimer ma profonde et affectueuse reconnaissance...

Docteur G. PHOTINOS.

PRÉFACE

A ce qu'il me semble, la dermatologie de tous les pays a un peu trop exclusivement étudié jusqu'ici, chaque affection cutanée *en soi*. Elle a ainsi créé à beaucoup de dermatoses une unité artificielle, en dépit de la diversité de leurs symptômes régionaux. Elle a constitué ainsi à plusieurs une véritable personnalité, par une convention analogue à la fiction juridique qui érige une collectivité humaine en « personne civile ».

L'exemple en est frappant dans l'eczéma, le prurigo, l'urticaire.

Pourtant on peut observer que toutes ou presque toutes les affections cutanées, lorsqu'elles sont localisées à une même région, y prennent un peu une physionomie commune, quelque chose comme un uniforme régional.

De là est née la conception d'une dermatologie topographique. Quelques exemples feront comprendre la nature des faits dont cette conception procède :

Les dermatoses les plus communes, quand on les observe à la jambe, y prennent très souvent, du fait de la position déclive du membre, de sa congestion passive plus facile, et des traumatismes qui l'attei-

gnent aisément, des ressemblances rendant leur indi-
vidualisation difficile. A chacune, en effet, pourront
s'ajouter de l'eczématisation, de l'œdème par stase
veineuse, et on verra les exulcérations causées par
grattage ou traumatismes y guérir mal.

Il y a, d'autre part, des organes de surface limitée
comme les doigts, les orteils, ou de structure homo-
gène comme les ongles auxquels leur dimension exiguë
ou l'unité de leur morphologie impose en tous leurs
états morbides des ressemblances objectives considérables. Quel est le dermatologiste qui ne sait combien
est difficile ce diagnostic différentiel des onychoses ?

D'autre part, la distribution topographique d'une
dermatose fait partie de ses caractères principaux.
Hors le sillon acarien, qui peut être difficile à re-
trouver, la Gale est caractérisée presque uniquement
par la distribution de ses lésions à la verge, aux fesses,
aux coudes, au-devant des aisselles, et aussi par l'in-
tégrité du visage, du cou et du cuir chevelu.

Voyez le Pitysiasis rosé dont l'éruption généralisée
respecte les extrémités, et la tête au-dessus du bord
du maxillaire inférieur.

Voyez l'Erythème polymorphe, dont les lésions s'ob-
servent électivement aux poignets, aux chevilles et
au cou. On pourrait, de cette règle générale, fournir
plus de cent exemples probants.

Il y a donc lieu, sans songer à diminuer la valeur
des études de dermatologie descriptive, à instituer, à
côté d'elles, une étude régionale de Dermatologie topographique.

Et même on peut dire que celle-ci sera plus immédiatement serviable au praticien que la dermatologie

descriptive, laquelle, au contraire, se plie mieux aux exigences de l'analyse clinique et du didactisme des écoles.

Pour toutes ces raisons, la dermatologie régionale, qui est née d'hier, se développera forcément et même dans les ouvrages didactiques de l'avenir, verra s'augmenter la part qu'on lui accordait jusqu'ici.

M. le Dr Photinos, d'Athènes, un de mes meilleurs élèves, après 18 mois de travail dans mon laboratoire, a choisi pour objet d'une étude monographique les maladies dermatologiques de la région inguinale.

Entre tous les groupes dermatologiques régionaux, celui-ci a particulièrement sa raison d'être. Il suffit de penser aux homologies d'aspect des Intertrigos, de l'Erythrasma et de la Trichophytie de ce siège, pour en être frappé jusqu'à l'évidence.

Cette étude régionale se partageait d'elle-même en deux parties : la première étudiant les maladies dermatologiques, la deuxième la séméiologie des ganglions régionaux et les maladies ganglionnaires plus spéciales à cette région. C'est ce plan que l'auteur a suivi.

Il l'a fait avec les qualités de clarté et de lucidité qu'on reconnaît à ceux qui ont été d'abord apprendre leurs techniques expérimentales et façonner leur esprit à l'Institut Pasteur de Paris. Il semble que la forte éducation scientifique qu'on y reçoit marque l'esprit pour jamais.

La pathologic dermatologique inguinale est l'une de celles dont l'étude demande le plus un esprit encyclopédique, instruit en toutes parties de la science médicale.

Son étude comporte en effet une part *dermatologique* d'abord, ensuite une part *anatomique*, car la distribution des lymphatiques et des ganglions détermine en partie la pathologie de la région, en outre une part de *vénéréologie*, car plusieurs lésions cutanées et ganglionnaires ont pour cause une contagion génitale. De plus, cette étude comporte une part de *pathologie des voies urinaires*. Enfin, bien que ce travail visât la pratique de la dermatologie plus que son étude théorique M. le Dr Photinos doit être loué d'avoir voulu résumer dans des notes substantielles *l'anatomie des lésions* qu'il décrivait. A la lecture de ces notes on reconnaîtra aisément l'élève du laboratoire d'anatomo-pathologie de M. le professeur Cornil.

Du reste, la façon dont chacune des parties de cet ouvrage est traitée montre à quelles sources l'auteur s'est adressé pour compléter et parfaire son instruction scientifique. Elle lui est venue de l'Institut Pasteur, de l'hôpital Saint-Louis et de l'hôpital Necker, c'est-à-dire de nos trois grandes écoles de microbiologie, de dermatologie et de pathologie urinaire.

Et c'est une joie pour notre science française de disséminer dans le monde entier des savants qui, partout, resteront un peu ses enfants, et qui ajouteront filialement au culte de leur pays le culte du nôtre.

R. Sabouraud.

Paris, 20 octobre 1905.

INTRODUCTION

Cette étude se divise en deux parties :

Dans la première on présentera les maladies dermatologiques spéciales à la région inguino-crurale ou seulement fréquentes ou intéressantes en cette région : ainsi l'Erythrasma, le Pityriasis simplex, le Pityriasis rosé de Gibert localisé, l'Intertrigo, la Trichophytie inguinale, la Psorospermose folliculaire de Darier, le Vitiligo, enfin les accidents syphilitiques cutanés de la région.

La seconde partie de cette étude comprendra d'abord la description anatomique du système lymphatique inguinal, ensuite le tableau de l'adénite inguinale aiguë et chronique, de l'adénite tuberculeuse inguinale, des adénites très importantes de la syphilis, du bubon chancrelleux, du bubon du chancre mixte, des bubons pesteux, morveux et de l'adéno-lymphocède inguinale.

PREMIÈRE PARTIE

AFFECTIONS CUTANÉES

ERYTHRASMA

L'Erythrasma est une éruption cutanée, bénigne, très mal connue de beaucoup de dermatologistes, même des plus méritants, et dont les manifestations inguinales, inguino-scrotales et crurales sont presque les seules qu'on observe. L'Erythrasma est une maladie depuis très longtemps connue sans doute au point de vue clinique, mais décrite, tantôt comme Pityriasis, tantôt comme Eczéma sec ou encore comme Trichophytie, par les premiers cliniciens, qui l'avaient aperçue.

L'Erythrasma prit son autonomie avec les travaux de Von Bærensprung, et la description par lui de son parasite ; mais, comme l'a fort justement écrit M. Besnier, lui-même, ce n'est qu'après les travaux de contrôle, exécutés dans son service par M. Balzer, que l'Erythrasma fut réellement connu en France. Je répète qu'il y est encore très peu et très mal connu car il est aussi fréquent que possible de voir à la consultation de l'hôpital Saint-Louis, un cas d'Erythrasma très certain, n'être pas diagnostiqué. Sans être aussi fréquent que l'Intertrigo, l'Erytrasma n'est pas une maladie rare ; elle est caractérisée par l'existence autour et surtout au-dessous du pli de l'aine, de larges cercles, d'un rouge sombre finement desquamant à la friction ; ces surfaces sont limitées par des bords très nets, circinés, simples ou polycircinés, presque toujours d'assez grand diamètre ; chaque tache ayant 5-8 centimètres de diamètre. Souvent il existe une grande tache et trois ou quatre petites empiétant les unes sur les autres ; sa localisation autour du pli de l'aine est, je l'ai dit, presque exclusive. Une chose remarquable et qui suffit à faire différencier l'Erythrasma des Trichophyties de même siège, c'est que la lésion érythrasmique est uniforme sur toute sa surface; tout le cercle est rouge et desquamant ; les bords ne montrent aucun processus vésiculeux ou inflammatoire plus accentué, comme il est constant dans la Trichophytie. Quelquefois, l'état érythémateux est plus prononcé que d'habitude mais la congestion dont il témoigne reste toujours superficielle ; on l'efface en appliquant sur la surface malade une lame de verre. A l'examen objectif, la surface érythémateuse apparaît sèche ; on n'y voit jamais de vésicules. Ceci soit dit sans préjuger de ce que pourra montrer l'histologie encore insuffisamment faite de ce sujet, car on pourra découvrir un jour des vésicules, de dimensions microscopiques, dans l'Erythrasma comme dans le Pityriasis simplex et dans le Pityriasis rosé de Gibert.

L'Erythrasma en dehors de sa localisation au pli de l'aine, peut empiéter sur les régions circonvoisines;

on en trouve quelquefois un ou deux cercles sur le bas-ventre ; d'autres empiètent sur le scrotum ; d'autres plus souvent encore sur la racine de la cuisse ; on peut même voir des médaillons d'Erythrasma (deux ou trois au maximum) disséminés sur la face anté-rieure de la cuisse ; ils sont ordinairement de petites dimensions et leur évolution est abortive. Dans de rares cas aussi la surface des médaillons guérit par-tiellement, comme dans beaucoup d'éruptions circi-nées et les lésions restent limitées aux seuls bords des anciennes taches ; mais le fait est plus rare dans l'Erythrasma que dans toute éruption similaire.

En dehors de sa localisation aux aines (et l'Ery-thrasma est le plus souvent symétrique) on ne l'ob-serve guère qu'aux aisselles ; il y est plus rare et moins chronique ; les caractéristiques évolutives de l'Erythrasma sont sa longue durée et ses récidives ; il dure des années, même en apparence bien traité ; ses récidives sont fréquentes. En fait il est presque tou-jours mal traité. C'est une affection indolore qui n'est caractérisée que par son aspect objectif ; les phéno-mènes fonctionnels se réduisent à du prurit, peu marqué, exagéré par la sudation.

Les causes de cette affection sont certainement multiples ; tout le monde ne présente pas d'Ery-thrasma ; les individus qui en présentent sont ordi-nairement gras, leur peau est fréquemment odorante ; aucune classe sociale n'est à l'abri de son atteinte ; il est fréquent même chez les gens propres.

Diagnostic. — Le diagnostic est aisé à première vue, et il devrait toujours être fait d'emblée par un dermatologiste professionnel au seul examen objectif ;

il est d'ailleurs immédiatement confirmé par l'examen microscopique.

Technique. — Pour le pratiquer, on recueille quelques squames sur une lame porte-objet par le raclage de la peau avec le bord d'une autre lame de verre. Les squames déposées sur la lame porte-objet sont collées contre elle par un lavage double à l'éther qui, en outre, a cet avantage de nettoyer ces squames de leur graisse épidermique et d'en rendre la coloration facile : car le parasite d'Erythrasma est si petit qu'il ne peut guère être question de l'examiner sans coloration. Ensuite on lave la préparation à l'acide acétique cristallisable pour dissocier les cellules épidermiques, les rendre plus transparentes et les mordancer ; puis on laisse sécher : ensuite on lave les cristaux d'acide acétique par un passage à l'alcool et on colore comme les bactéries dont le parasite cryptogamique de l'Erythrasma a d'ailleurs les dimensions. Il prend facilement les couleurs d'aniline ; on peut le colorer au bleu boraté de Sahli ou à la thionine phéniquée ; dans ce dernier cas les colorations lentes sont plus belles. On peut ainsi laisser la thionine phéniquée au 1/700 en contact avec les squames pendant 12-24 heures ; mais la coloration extemporanée par la thionine phéniquée au 1/200 ou par le violet phéniqué de Nicolle est également possible et rend immédiatement service au clinicien.

Dans les préparations, le parasite (*Microsporon minutissimum*) se présente sous forme de filaments isolés ou en paquets filamenteux (fig. 1). « Ses dimensions le rapprochent de bactéries. Son diamètre est de 0,80 de µ environ, il peut aller jusqu'à 1 µ 30 environ. Ses filaments sont segmentés à intervalles très irréguliers, tantôt le filament est composé de cellules de 5-7 µ de longueur ou même de 12-15 µ, tantôt les septa intercellulaires sont tellement proches les unes des autres que le filament semble granuleux. Quand les unités cellulaires sont libres et détachées, beaucoup sont de forme sigmoïde ressemblant de très près à des bacilles de Koch ».

« Le polymorphisme de ce champignon est moins marqué que celui de la plupart des champignons inférieurs, il reste néanmoins bien plus marqué que celui qu'on observe en général chez les bactéries. Les filaments varient de diamètre, de longueur, ils présentent des filaments inégaux de situation et de distance ».

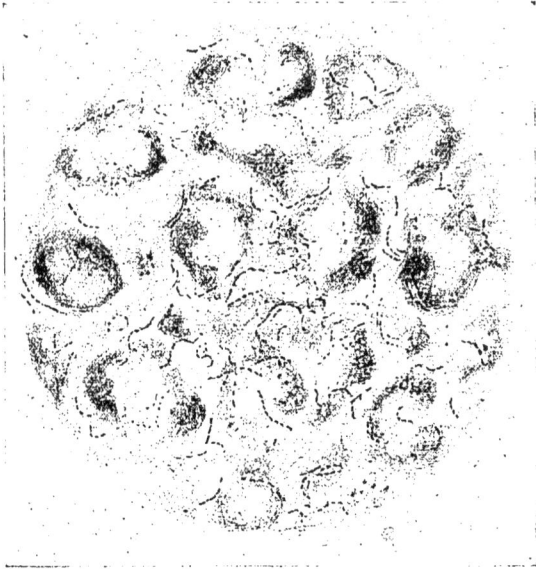

Fig. 1. — Érythrasma (*microsporum minutissimum*). — Préparation extemporanée d'une squame prélevée par grattage. (Obj. immers 1/12, ocul., 2 Leitz). (D'après Sabouraud).

« Leur disposition dans la squame est très variable, on les trouve superposées en tous sens à la couche des cellules cornées que l'on examine, et affectant toutes les directions. Il est rare que dans une préparation on ne rencontre pas des amas de filaments par eux-mêmes très caractéristiques. Ces amas sont de vrais fagots de brindilles mycéliennes latéralement juxtaposées en un point, divergentes ensuite. Quelquefois, le parasite affecte les formes d'un écheveau de brins parallèles tordu sur lui-même et dont les fils brisés se dispersent. Quand une préparation a été très écrasée, les unités mycéliennes sont toutes séparées et au grossissement de l'objectif 1/12 apparaissent comme des multitudes de cheveux coupés ».

« Ces formes exclusivement mycéliennes, ne présentent même pas de spores endogènes, incluses dans ce mycélium, elles ne donnent donc aucune idée sur la nature de ce champignon et le groupe naturel dont il doit être rapproché. Sa culture en milieu artificiel, en lui donnant des formes nouvelles, pourrait seule permettre d'élucider ce problème et jusqu'ici sa culture est demeurée impossible ».

Toute conclusion taxinomique doit donc rester en suspens jusqu'à ce que cette culture soit obtenue » (Sabouraud) (1).

Dans la pratique l'Erythrasma ne peut être confondu qu'avec l'Intertrigo ou avec la Trichophytie ; à la rigueur il faut faire le diagnostic différentiel de l'E· rythrasma avec le *Pityriasis simplex*, mais celui-ci, nous le verrons, est tellement rare dans cette région que le diagnostic différentiel en est à peu près inutile. En fait, quand on ne fait pas le diagnostic de l'Erythrasma c'est surtout quand on en ignore l'existence.

L'*Intertrigo* est certainement l'une des affections qui présente le plus de parenté objective avec l'Erythrasma ; néanmoins avant toute chose l'Intertrigo est une maladie du pli de l'aine ; il peut couvrir les deux faces du pli de l'aine en feuillet de livre ; mais son aspect fissuraire au fond du pli est un caractère fondamental. Or, l'Erythrasma n'agit pas de même, car il se localise autour du pli, non pas au fond du pli tout d'abord ; il est vrai que l'Erythrasma peut se compliquer d'Intertrigo, mais dans ce cas on observera réunis les caractères de deux maladies : premièrement, les érosions fissuraires du pli, qui ne manquent jamais dans l'Intertrigo, et deuxièmement, la limitation des placards en cercles géométriques caractéristiques.

(1) *Pratique dermatologique*, premier volume, page 752.

Le diagnostic de l'Erythrasma avec la *Trichophytie spéciale du pli de l'aine,* que nous étudierons plus loin, est plus délicat ; car dans ces deux affections se retrouvent la même disposition, la même localisation et la même forme des lésions ; mais la Trichophytie s'accompagne toujours aux bords de ses placards d'une zone de vésicules visibles à l'œil nu, qu'un raclage permet d'ouvrir et dont il s'écoule alors un exsudat reconnaissable, bien qu'ordinairement très minime. Nous reviendrons sur ce point, en décrivant cette espèce morbide, qui n'est d'ailleurs nulle part assez décrite et dont l'étude est l'un des principaux objets de notre travail.

Le diagnostic différentiel entre l'Erythrasma au début et le Pityriasis simplex, est rarement à faire, car le Pityriasis simplex de cette région est fort rare, mais il peut être cliniquement infaisable (Sabouraud) ; le diagnostic est fait seulement par le microscope qui montre d'emblée dans les squames l'absence du *Microsporon minutissimum* et la présence de la *Spore de Malassez.*

Traitement. — L'Erythrasma, comme beaucoup de manifestations cutanées très facile à guérir en apparence, est très difficile à guérir en réalité : toutes les applications antiseptiques bénignes font disparaître rapidement ces lésions ; *elles blanchissent le malade,* mais quelques semaines après on retrouve des lésions petites et jeunes à la place des anciennes ou même on trouve les anciennes en reviviscence sur toute leur surface. On peut utiliser dans le traitement de l'Erythrasma les pommades au bioxyde jaune, au calomel, à l'huile de cade sans grand succès ; le plus simple est de faire pratiquer aux malades tous les jours, pendant trois semaines, une friction de toutes les régions malades avec la teinture d'iode diluée au dixième ainsi qu'il suit :

Alcool à 60° .... 180 grammes.
Teinture d'iode fraîche..... 20 grammes.

Dans les cas exceptionnellement tenaces, il faut employer la chrysarobine, et c'est d'ailleurs une remarque intéressante à faire, de voir la chrysarobine constituer le meilleur traitement de toutes les dermatomycoses chroniques rebelles : des Trichophyties exotiques, des Tokelaus et des Caratés ; suivant le conseil de Sabouraud nous employons la chrysarobine au trentième avec l'oxyde de zinc au cinquième, et cela suffit généralement.

PITYRIASIS SIMPLEX

La dermatologie sait-elle, de façon sûre, que le *Pityriasis capitis simplex* présente une localisation à la région inguinale ? C'est, en tout cas, une chose qu'on n'a pas affirmé avant l'étude comparative de la flore microbienne des différentes maladies pelliculaires. Nous avons vu, à la consultation de M. Sabouraud, deux cas de Pityriasis simplex de la région inguinale : ils étaient très analogues par leur forme et nous avons pu faire le diagnostic objectif du second après l'étude du premier ; c'était, dans un cas, trois lésions, et dans l'autre une seule, très analogues à celles du Pityriasis circiné médio-thoracique, oblongues de 1 cent. de longueur sur 1 cent. de large ou moins, présentant un centre encore squameux, bistré et une périphérie très nette, formée d'un liséré de squames soulevées du côté du centre de la lésion et adhérentes par leur bord externe ; l'ensemble de la lésion, un peu rosé, à fond jaunâtre ; les lésions, disséminées, sans ordre, plus fréquentes sur le bas-ventre, au-dessus du pli inguinal. Quand on grattait avec l'ongle, on enlevait la squame du pourtour et on dé-

montrait au-dessous d'elle l'existence d'un fin liseré
dont la surface, examinée à la loupe, était presque
humide, exactement semblable au liseré mis en évidence par le même procédé dans le Pityriasis figuré du
cuir chevelu ou du médio-thorax ; l'examen microscopique montra dans les squames l'existence de l'élément
microbien caractéristique, *Spore de Malassez* (fig.2).

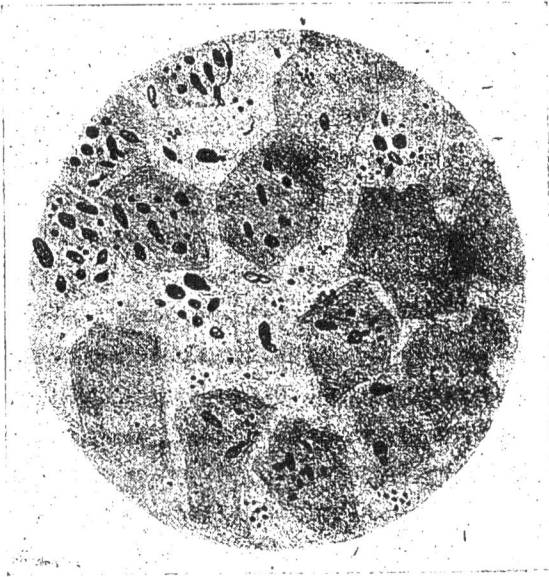

Fig. 2.— Bacille-bouteille de Malassez-Unna (spore de Malassez) dans
le Pityriasis simplex inguinal. — Préparation extemporanée par disso-
ciation de la squame. — Obj. immer. 1/12, ocul. 1 Leitz (d'après
Sabouraud).

et des cocci, qui accompagnent dans presque tous les
cas ce microorganisme. Cela suffit désormais pour
affirmer la parenté essentielle des lésions que nous
décrivons avec le Pityriasis simplex et stéatoïde du
cuir chevelu et de la région médio-thoracique. Il est
important de noter dans ces cas l'absence des microorganismes caractéristiques de toutes les autres

éruptions squameuses : ainsi, dans ces cas on ne trouvait ni le *Microsporon minutissimum* de l'Erythrasma, ni des filaments, ni des spores du *Microsporon furfur*, ni les filaments sporulés des *Tricho-
phytons* et, de même, le mode de culture spécial du
streptocoque montre qu'il n'y existait pas, au contraire, de ce que nous verrons dans l'Intertrigo.

Dans ces conditions, on a le droit de dire qu'il
s'agit bien de Pityriasis simplex vrai dont les localisations au médiothorax et au cuir chevelu sont connues, mais dont les localisations au pli de l'aine
n'étaient pas signalées avant Sabouraud.

Je rappelle que, pour lui, le Pityriasis simplex est
une entité morbide *essentielle*, une mycose, aussi caractérisée que les mieux connues des mycoses humaines, ayant le parasite de Malassez *(Pityrosporon
Malassezii)* pour organisme spécifique ; cet organisme, qui sert de témoin au Pityriasis, existe toujours dans les squames par myriades.

D'après Sabouraud (1), le Pityriasis simplex, dont
la localisation habituelle est le cuir chevelu, mais qui
peut s'observer en diverses régions cutanées particuliè-
ment en celles du médiothorax, est une mycose tout à
fait analogue, en ce qui concerne ses symptômes et sa
nature au Pityriasis versicolor dont la nature mycosique et le parasite *(Microsporon furfur)* ne sont plus
discutés par personne. Nous venons de voir simplement
que cette mycose peut avoir des localisations inguinales ; elles sont rares, mais elles n'en valaient pas moins
la peine d'être relevées, d'abord parce qu'elles n'avaient

(1) *Pityriasis et alopécies pelliculaires*, Masson, édit., 1905.

pas encore été signalées, sauf par Sabouraud lui-même'
et en second lieu, parce que dans presque tout service
dermatologique elles sont encore baptisées du nom
de *séborrhéides*, nom trop commode, qui permet à
tout dermatologiste, devant une maladie squameuse,
de ne pas faire de diagnostic.

Traitement. — Si les lésions sont nombreuses et
coïncident avec un Pityriasis étendu du cuir chevelu
et du médio-thorax, on appliquera, chaque soir, sur les
régions malades, très peu de la pommade suivante
par massage dur et on l'enlèvera chaque matin par
un savonnage :

```
Huile de cade.......    10 grammes.
Lanoline ...........    20      —
Ichthyol,...........  )
Résorcine ..........  } àà 1 gramme.
Huile de Bouleau....  )
```

(Sabouraud).

Dans les cas plus simples on peut se contenter de
faire des frictions avec :

```
Alcoolat de lavande.....   25 grammes.
Bichlorure Hg........      30 centigrammes.
Coaltar saponiné.......    25 grammes.
Alcool à 60°...........    250     —
Acide acétique........      V gouttes.
```

(Sabouraud).

PITYRIASIS ROSÉ, DE GIBERT, A LOCALISATION
INGUINALE EXCLUSIVE

Toute dermatose caractérisée présente un type qui est normal pour tout le monde, sur lequel tous les dermatologistes porteront un avis unanime ; mais, toutes dermatoses présentent des cas moins nets, dont les éléments n'offrent pas tous les caractères du type et sur lesquelles les interprétations dermatologiques seront diverses.

Entre toutes les maladies dermatologiques, dont les cas atypiques sont moins souvent diagnostiqués, il faut mentionner le *Pityriasis rosé de Gibert ;* rien n'est plus typique que l'éruption du Pityriasis rosé de Gibert normal ; son début par une tache ronde demeurant longtemps solitaire (Brocq), suivie à deux ou trois semaines de distance par une éruption limitée au tronc, au cou et aux premiers segments des membres ; l'apparition de taches nouvelles au fur et à mesure que les premières disparaissent ; les caractères de chaque tache, *moirée,* légèrement bistrée et moins élevée en son centre et limitée par un cercle rouge à peine surélevé ; enfin l'évolution de la maladie qui grandit, se généralise et disparaît dans un intervalle de deux à trois mois ; tout cela est bien fait pour caractériser aussi bien la maladie en soi que sa lésion élémentaire : aussi peut-on dire que les commençants mêmes en font le diagnostic sans hésitation dans les cas normaux.

Pourtant il n'est guère de maladies dermatologiques, dont les cas atypiques soient moins bien connus et moins bien diagnostiqués ; les cliniciens, Brocq à leur tête, ont bien reconnu que le Pityriasis rosé de Gibert typique était le centre d'un groupe de variétés dermatologiques, dont les cas atypiques étaient nombreux ; mais, à elle seule, la clinique est incapable de dire, si tel élément appartient au Pityriasis rosé de Gibert ou, au contraire, s'il n'a rien de commun avec lui ; et puisque dans le Pityriasis rosé de Gibert, il n'existe, au moins quant à présent, aucun parasite connu, il faut de toute nécessité chercher, dans l'histologie pathologique, la possibilité de définir une lésion de pityriasis rosé de Gibert et affirmer, par conséquent, que telle lésion en est ou n'en est pas ; ce moyen semble donné par les recherches de Sabouraud dont les resultats ont été publiés dans la *Revue pratique des maladies cutanées, syphilitiques et vénériennes* (juin 1902) ; de ces recherches, il résulte que la bordure rouge de chaque efflorescence dans le Pityriasis rosé de Gibert est semée d'une quantité considérable de vésicules histologiques ; la dimension minuscule de ces vésicules est la seule chose qui a empêché jusqu'ici qu'elles ne soient reconnues couramment par la clinique, et, maintenant que l'œil en est averti, il est même facile dans la plupart des cas avec une simple loupe, si l'on examine le pourtour

d'un cercle de Pityriasis rosé de Gibert après grattage
avec l'ongle, de reconnaître l'existence de ces vésicules, dont quelques-unes sont effractées par le coup
d'ongle. Ces vésicules histologiques ont une structure
très particulière (fig. 3) ; elles contiennent un liquide

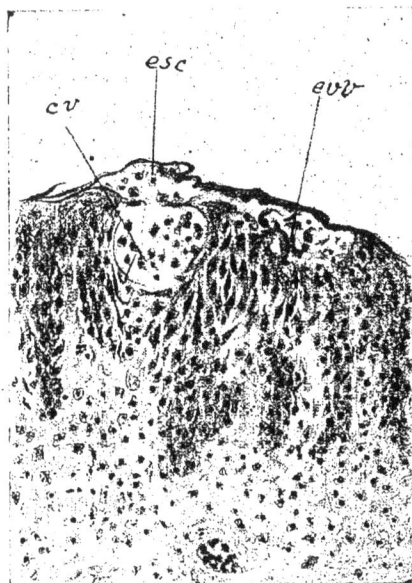

Fig. 3. — Vésicule du pityriasis rosé de Gibert. — Elle présente un
diaphragme au niveau de la couche cornée ; — *cv*, cavité vésiculaire ; — *esc*,
sou étage supérieur ; — *cvv*, élément vésiculeux voisin (D'après Sabouraud) (1).

dont les réactions sont celles du sérum, et, dans ce
liquide, on trouve deux ordres de cellules ; premièrement des cellules épidermiques détachées, dont quelques-unes, en forme de navettes verticalement disposées, forment bouchon à l'orifice de la vésicule, disposition très particulière et dont les photographies

(1) Maladie du cuir chevelu : Pityriasis, tome II, page 627.

microscopiques donnent l'idée la plus nette ; deuxièmement des cellules mononucléaires, à grands
noyaux basophiles, entourées d'une mince couche de
protoplasma.

Cette structure de la vésicule du Pityriasis rosé de
Gibert, est extrêmement importante, car, jusqu'ici,
elle permet de différencier le Pityriasis rosé de toutes
les maladies à vésicules histologiques connues ; cette
vésicule est aussi caractéristique par sa forme que
celle de la varicelle par la sienne ; elle se différencie
absolument de la vésicule de l'Eczéma, de celle de la
Dysidrose, de celle des Sudamina et enfin de la vésicule récemment décrite dans le Pityriasis simplex
à squames stéatoïdes.

De ce que nous venons de dire, il résulte donc que
l'histologie croit être en mesure de dire, en présence
d'une vésicule, si cette vésicule dépend d'un Pityriasis
rosé de Gibert, ou, au contraire.

Or, et voilà où la chose devient intéressante, il
existe des éruptions régionales limitées à l'aisselle,
ou à l'aine, par exemple, d'efflorescences dont les caractères objectifs sont ceux du Pityriasis rosé de Gibert, mais dont on n'avait jamais osé faire du Pityriasis rosé, à cause du petit nombre des efflorescences
et de leur limitation à une région. Or, l'histologie fait
de ces lésions isolées du Pityriasis rosé typique, et
c'est ainsi que nous sommes amenés dans cette étude,
à tracer le portrait de ces Pityriasis rosés régionaux.

Voici la description de l'un des cas que j'ai vus.

Le malade, homme de 26 à 27 ans, ancien syphilitique sans manifestations spécifiques depuis dix ans,

montrait dans le pli de l'aine, à gauche, entre les deux
épines iliaques antérieures, deux lésions circinées,
l'une grande comme une pièce d'un franc environ,
l'autre plus petite, comme une pièce de vingt centi-
mes; la première ronde et l'autre très ovale ; les caractères objectifs de chacune des lésions étaient
exactement ceux des éléments de Pityriasis rosé de
Gibert; mais ce diagnostic n'était pas venu à l'esprit
du premier médecin que le malade avait consulté ;
celui-ci, au contraire, avait pensé à un élément syphilitique, avec une réserve cependant. Il avait envoyé
le malade au laboratoire pour que l'examen microscopique négatif certifiât qu'il ne s'agissait pas de trichophytie. Dès le premier examen, Sabouraud certifia
qu'il s'agissait de Pityriasis rosé de Gibert ; la biopsie
fut faite et l'examen des vésicules démontra la disposition cellulaire spéciale des vésicules de Pityriasis
rosé.

L'évolution vint confirmer ce diagnostic, car il ne
se produisit que deux ou trois cercles ultérieurs, et ils
s'effacèrent lentement comme les premiers, sans qu'il
fut pratiqué aucun traitement local ni spécifique. Dans
son enseignement, Sabouraud insiste sur la fréquence
des Pityriasis rosés régionaux non diagnostiqués ; la
seule observation que nous en ayons vu met en re-
lief la difficulté de son diagnostic et les erreurs que
ces cas peuvent faire commettre.

Traitement. — On peut employer les bains de son
additionnés de 40 à 100 grammes de borax et l'application d'une pommade au borax (4 p. 100) ou d'une

pommade à l'oxyde de zinc ; mais le mieux est de laisser cette affection suivre son évolution sans interve-
nir. Elle n'est importante que par les erreurs qu'elle
peut faire commettre.

INTERTRIGO

Il faut définir sous le nom d'Intertrigo : les épidermites localisées dans les plis naturels où la peau s'accole
à elle-même ; il y a donc un Intertrigo des aisselles,
un Intertrigo des plis du coude, du ventre chez les
obèses, des plis sous-mammaires chez les femmes, des
plis retro-auriculaires chez les enfants et les adoles-
cents ; mais entre toutes les localisations intertrigineuses, celles des plis inguinaux et de la région inguino-
scrotale chez l'homme, sont de beaucoup les plus fréquentes. Etant donné que l'accolement des plis est
un facteur primordial dans la constitution de l'Intertrigo, le pli de l'aine avec la complexité des replis de
peau qu'il comporte, surtout chez l'homme, doit être
le lieu d'élection des Intertrigos ; c'est ce que prouve
la clinique. Aux yeux de la clinique, la pathogénie de
l'Intertrigo est encore très confuse et voici comment
on peut résumer les idées courantes à son sujet.

L'Intertrigo existant surtout chez les obèses, on a
pensé qu'il traduisait à la peau le vice interne spécial
qu'on suppose au-dessous de l'obésité et l'on a dit.
L'arthritisme qui fait l'obésité fait aussi l'Intertrigo.

Il est fort possible que le trouble de nutrition, qui
fait l'adipose, provoque une transformation chimique

des *excreta* de la peau et que pour parler un langage concret, la sueur des obèses charrie un produit toxique pour l'épiderme, mais quoique cette opinion soit possible, rien ne l'affirme ; il est fort possible que les obèses ne fassent plus souvent de l'Intertrigo que parce que leur obésité exagère leurs plis naturels et les conditions de confinement, au milieu desquelles l'Intertrigo prend naissance, et cela sans qu'il intervienne une viciation particulière des *excreta* cutanés. Il est cependant certain que les Intertrigos sont fréquents chez les diabétiques, ce qui semble montrer que l'état général du sujet n'est pas sans influence dans le développement de l'Intertrigo ; ce qu'il y a de certain surtout c'est que personne n'a serré la question de plus près et que les causes générales qui prédisposent les malades à l'Intertrigo ne sont nullement précisées, bien que dans certains cas elles ne semblent pas niables.

En tout cas une idée courante en ce sujet et qui est très fausse, nous le verrons, c'est que les conditions physiques et mécaniques de l'Intertrigo soient les seules conditions cliniquement importantes dans l'étiologie de cette affection.

Beaucoup de médecins croient encore que la flore de l'Intertrigo est quelconque et ceux qui savent déjà qu'elle est particulière, sont presque tous tentés d'affirmer la banalité du microbe que l'on y rencontre, tant ils supposent les conditions physiques qui favorisent son développement plus importantes que lui-même.

Telles sont les opinions ordinaires de la médecine

courante sur l'Intertrigo ; et nous allons voir en quoi elles doivent être partiellement réformées.

L'Intertrigo, et plus particulièrement l'Intertrigo du pli de l'aine, peut s'observer à tout âge ; on le voit exister chez les nourrissons et chez les vieillards ; il est plus fréquent chez l'homme que chez la femme, ce qui semble bien tenir à la conformation extérieure plus complexe des organes génitaux externes masculins ; il a pour siège les plis inguinaux proprement dit, principalement dans leur moitié interne et le pli cruro-scrotal ; quand il prend un développement plus considérable, non seulement il occupe les régions précitées, mais encore on l'observe dans le pli transverse suspubien, dans le pli inguino-scrotal, au pli interfessier ; l'Intertrigo avec une intensité variable dans ses symptômes, garde toujours sa même caractéristique primordiale ; son monomorphisme est même une chose remarquable. Dans les plis, sur toute la surface où ils s'accolent en feuillet de livre, la peau est dépouillée de son épiderme corné ; elle devient rosée, lilas, très pâle, sa surface est vernissée et légèrement suintante. La surface intertrigineuse présente en outre deux points particuliers : le fond du pli et le pourtour de la région intertrigineuse.

1° *Le fond du pli.* — Le fond du pli est fissuraire ; quand les lésions sont bien nettes, la fissure est exulcéreuse, à bord gris, que l'on sépare aisément par extension forcée du pli, et dont le fond linéaire saigne facilement ; cette fissuration est excessivement superficielle, car la lésion guérit sans cicatrice, mais à un degré plus ou moins prononcé, elle existe au fond du pli intertigineux dans tous les cas.

2º *Le bord des lésions intertrigineuses.* — Il est souvent très net et terminé juste au point où les surfaces de peau s'accolent ; mais au delà de ses limites, on voit souvent de petites taches rosées disséminées, indiquant que la lésion est en extension et que la surface intertrigineuse va s'accroître. Ainsi est constitué l'Intertrigo à sa période d'état, dans un cas moyen ; au début, c'est une rougeur simple existant de part et d'autre du pli normal : sur cette surface, en appuyant fortement le doigt par friction, on enlève des débris d'épiderme macéré, qui laissent le pli légèrement décortiqué ; dans les cas très accusés, au contraire, la surface intertrigineuse suintante est d'un rouge violet, lie de vin et elle est le siège de phénomènes fonctionnels très marqués : démangeaison, chaleur, cuisson, etc. Enfin, les lésions intertrigineuses, déjà très larges, sont bordées d'une quantité de petites érosions épidermiques, de forme variable, plus ou moins fusionnées ou distinctes ; en outre, l'exsudation plus vive que la normale, se concrète au delà des surfaces d'accolement ; ce sérum exsudé fait des croûtelles jaunes ambrées, cristallines, rarement abondantes, mais reconnaissables.

L'évolution de l'Intertrigo est l'une des caractéristiques importantes de cette affection ; elle est éminemment chronique ; dans ses formes graves, toujours, et même habituellement, dans ses formes les plus bénignes. Il est des individus qui ont, comme on dit, la peau fragile et à qui il suffit d'une journée de marche pour faire reparaître leur Intertrigo, en dépit de tous les soins de propreté. D'autres, plusieurs mois par an,

présenteront chaque année de l'Intertrigo des aines ;
la plupart de ceux qui ont de l'Intertrigo bénin sont
astreints à des règles d'hygiène locale, particulièrement s'ils veulent que leur Intertrigo n'augmente
point ; il faut qu'ils fassent des savonnages journa-
liers ou des frictions alcooliques quotidiennes ; cette
tendance à la chronicité traduit la constance des
causes physiques qui aident à l'apparition de l'Intertrigo. Lorsque l'Intertrigo est grave, il constitue réellement une maladie cutanée, d'une chronicité presque
absolue ; celui-là semble bien nettement, au moins
pour le clinicien, s'appuyer sur un état interne dia-
thésique (?) dont la nature intime nous échappe et qui
rend toute thérapeutique active de résultats illu-
soires. Il semble qu'il accompagne le plus souvent une
hyperacidité urinaire excessive.

Bactériologie. — Jusqu'à ces derniers temps on
croyait que la bactériologie de l'Intertrigo était banale
et même les dermatologistes s'occupant de bactériologie résumaient ainsi leur opinion : la macération
épidermique amène une desquamation intense de l'é-
piderme ; ces produits de déchet fournissent un ali-
ment facile aux microbes habituels de la surface de
la peau qui dès lors y pullulent sans mesure. Il se
trouve que cela n'est pas et que la flore des Intertrigos, flore spéciale et constante, fait rentrer l'Intertrigo dans l'impétiginisation streptococcique. Ce sont
les travaux du Laboratoire de M. Sabouraud, l'an dernier, qui ont démontré l'identité qu'il y a entre les Intertrigos de tous sièges, qui ont démontré leur commune origine streptococcique, et qui en ont fait le

centre dermatologique de toute la série des épidermites à streptocoque.

Pour se rendre compte des difficultés particulières du sujet, il faut savoir que le streptocoque, sauf d'assez rares exceptions, ne pullule jamais en masses considérables dans les lésions épidermiques qu'il détermine; en second lieu, il faut savoir que jamais une lésion épidermique due au streptocoque ne reste pure, sauf dans les régions à épiderme épais; il faut savoir enfin que la flore microbienne secondaire des lésions streptococciques cutanées est toujours colossale ; pour toutes ces raisons, on comprend qu'il soit très facile à l'examen microscopique direct d'une lésion streptococcique, de ne pas voir le streptocoque ou de ne pas lui donner la valeur effective qu'il a dans la lésion où on le rencontre ; il arrive ainsi que dans beaucoup de lésions effectivement streptococciques, les premiers observateurs n'ont vu que les flores secondaires et ont prétendu banales des lésions qui ne l'étaient pas ; cette erreur est d'autant plus facile à commettre que la culture du streptocoque n'est pas du tout facile et qu'en l'essayant on s'exposera à de nouvelles chances d'erreurs; en effet, si nous faisons la culture d'une lésion streptococcique en milieu solide, sauf des cas extrêmement rares (bulles streptococciques à contenu louche et non purulent, sous l'épiderme corné de la main ou des doigts), les tubes de culture mis en étuve, ne montreront, les jours suivants, qu'une quantité considérable des colonies de staphylocoque et pas une colonie de streptocoque.

Sabouraud a donné en 1892 et Bezançon et Griffon ont perfectionné en 1897 la seule technique qui puisse permettre d'affirmer qu'une lésion épidermique est habitée ou non par le streptocoque ; il faut faire la culture en pipettes, soit dans du bouillon peptone (Sabouraud) soit dans un mélange à parties égales de bouillon et de sérum d'ascite (Bezançon et Griffon) ;

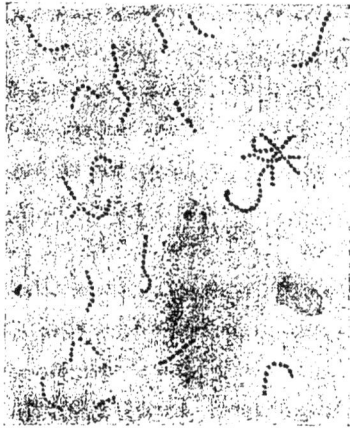

Fig. 4. — Streptocoque le lendemain de l'ensemencement. — Procédé de la culture en pipette. — Préparation de Photinos. Dessin de Brindel. (Obj. immers. 1/12 ocul. 3 Leitz.)

dans ces conditions l'effilure de la pipette dans laquelle la culture aura été presque exclusivement anaérobie aura favorisé le streptocoque et défavorisé le staphylocoque ; on trouvera donc le lendemain, en examinant une goutte de liquide prélevée dans l'effilure de la pipette, des myriades d'éléments du streptocoque (fig. 4) ensemencé la veille par unités et l'on aura ainsi la preuve que les lésions ensemencées la veille étaient habitées par le streptocoque.

Or, Sabouraud, en 1894, remarqua la concomitance fréquente chez des enfants atteints d'Impétigo streptococcique (Impétigo contagiosa, gourme vul-

gaire) d'une infection nasale croûteuse de même nature, d'une furfuration en placards du visage (ancien
Pityriasis simplex faciei) et en même temps des lésions intertrigineuses de tous les plis naturels du
visage, à savoir, de la commissure buccale (Perlèche
des autres auteurs) dont la nature streptococcique a
été depuis longtemps démontré par Lemaître, et d'un
Intertrigo rétro-auriculaire trop souvent baptisé à tort
du nom de séborrhéide ; une suite de recherches très
habilement conduites par le docteur Ferret, de Barcelone, dans le laboratoire de M. Sabouraud, montra
la nature streptococcique du *Pityriasis simplex faciei*
des vieux auteurs, et de l'Intertrigo rétro-auriculaire
comme celle de l'Intertrigo commissural qui est la
Perlèche ; les mêmes recherches furent entreprises au
sujet de tous les Intertrigos, de tous sièges et elles
montrèrent la parfaite identité de flore microbienne
de tous les Intertrigos, qu'ils siègent derrière l'oreille,
au coin de la bouche, aux plis de l'aisselle ou aux
plis de l'aine ; ainsi la seule définition possible en
ce moment de l'Intertrigo est la suivante :

L'Intertrigo est une infection streptococcique de
l'épiderme des plis naturels, et cette définition n'empêche nullement d'ajouter que pour que cette infection se produise il faut *peut-être* que la peau de cette
surface soit mise en état de moins résistance par la
constitution physique du sujet (obésité) ou par l'absence de soins de propreté, ou par un état spécial inconnu, préalable de la peau, ou encore par un état
humoral spécial des sujets (diathèse) lequel en tous
cas est tout à fait inconnu dans sa nature.

A la théorie qui précède on a opposé la série des

raisonnements suivants : « Le nombre des affections cutanées dans lesquelles on rencontre le streptocoque à la culture, est considérable. Ces affections sont très différentes l'une de l'autre ; il est donc certain que le streptocoque n'est la cause d'aucune d'entre elles.

D'après ceux qui raisonnent ainsi, il vaut donc mieux conclure que le streptocoque est une espèce microbienne dont la présence sur la peau est banale et rien ne le prouve mieux, disent-ils, que sa pullulation dans tous les Intertrigos, car, si on le rencontre dans tous les Intertrigos d'où serait venue la première graine si la peau ne la supportait pas par avance ? L'Intertrigo est une macération épidermique dans laquelle le streptocoque se rencontre toujours parce qu'on le rencontre dans toutes les affections épidermiques banales »..

A notre avis ce raisonnement est fait *à priori* et toutes les observations directes le montrent caduc ; admettons d'abord que plusieurs dermatoses communes et certainement différentes montrent du streptocoque ; rien ne prouve que dans les unes il ne soit pas la cause primitive, que dans d'autres il ne soit pas une superposition nécessaire et dans d'autres encore une superposition accidentelle. *On ne peut choisir entre ces opinions possibles qu'après la recherche poursuivie pendant longtemps du streptocoque dans toutes les affections cutanées indistinctement.* On voit alors qu'il y en a dans lesquelles on ne le rencontre jamais ; par conséqnent, il a au moins des raisons particulières d'exister dans celles où on le rencontre. On arrive ensuite, après des mois de culture, d'observations et de classement, *à reconnaître à l'œil nu* la série de dermatoses dans lesquelles on le rencontre et d'annoncer, avec les plus grandes chances de certitude après le seul examen à l'œil nu, dans quels cas on le trouvera et dans quels autres il n'existe pas.

Ainsi quand on substitue à l'opinion préconçue qui dit : « le streptocoque sur la peau est banal », l'observation expérimentale et la recherche sans *à priori*, on voit que les cas dans lesquels le streptocoque se rencontre revêtent une physionomie spéciale et constante et par conséquent la présence du streptocoque est pour quelque chose dans la physionomie objective des cas dans lesquels on le rencontre.

Voici les caractères qui permettent de reconnaître une lésion d'origine streptococcique ou secondairement infectée par le streptocoque ; je les cite d'après Sabouraud qui m'a appris à les reconnaître : la surface de l'épiderme est dépouillée de sa couche cornée, elle est vernissée et elle a pris une couleur lilas pâle, due à un mince exsudat fibrineux, étendu à la surface de la lésion comme au pinceau ; enfin la lésion, quand on écarte ses bords, saigne facilement par déchirure épidermique. Lorsque cette même lésion streptococcique idéale est en état de pleine activité, sa surface exsude à grosses gouttes un sérum limpide très concrescible. Il se coagule en croûtes ambrées, un peu grasses au toucher, qui recouvrent alors la même couenne fibrineuse caractéristique décrite plus haut.

Cette lésion élémentaire se retrouve dans toutes les dermatoses qui ont le streptocoque pour origine (Impétigo contagieux et ses dérivés) et elle se retrouve encore dans les dermatoses que le streptocoque habite à titre secondaire (dans l'éczématisation des grandes surfaces, par exemple : « impétiginisation»).

Nous avons dit que dans certaines lésions le streptocoque ne se trouve jamais ; nous allons voir par une observation que, même lorsque ces affections non streptococciques ont pour siège les plis où l'Intertrigo est le plus fréquent, le streptocoque ne s'y rencontre pas, et cette observation, des plus remarquables, est un démenti formel donné à l'opinion qui voudrait faire du streptocoque l'hôte banal d'une multitude des dermatoses en général et de l'Intertrigo en particulier.

Lorsque le docteur Ferret (de Barcelone), le docteur Sabouraud et moi nous étudiions la flore des Intertrigos, il se présenta à la consultation externe de l'école Lailler, une jeune femme qui montrait sous le sein droit, une plaque rouge en feuillet de livre du pli sous-mammaire ; l'autre pli sous-mammaire était indemne ; nous avions donc, semble-t-il, un cas remarquable du début d'Intertrigo à un moment où un seul pli se trouvait pris ; dans ces conditions la culture en pipettes fut faite immédiatement et l'on pouvait penser que le streptocoque, le lendemain, dût s'y trouver en quantité ; or, le streptocoque ne s'y trouva pas ; aucune des 5 ou 6 pipettes ensemencées n'en montrait un seul exemplaire. Cependant la lésion avait bien d'abord l'aspect d'un Intertrigo vrai avec son épiderme *lisse* un peu vernissé, ses bords rougeâtres ; mais nous avions noté qu'il n'y avait pas de fissures au fond du pli et que le bord rouge était un peu plus net et mieux délimité que dans l'Intertrigo ordinaire.

La malade revint trois ou quatre jours plus tard ; on conçoit avec quelle attention la lésion fut examinée ; elle avait beaucoup changé ; depuis lors elle était agrandie en tout sens et maintenant les bords rouges étaient devenus très finement vésiculeux : ainsi les caractères de la lésion s'éloignaient de ceux de l'Intertrigo, mais nous ne savions encore quoi penser lorsque la malade, après quelques hésitations, nous dit qu'elle avait des semblables lésions au bas-ventre.

Aussitôt examinée toute la région inguinale et périvulvaire apparut occupée par d'énormes lésions polycircinées de trichophytie inguinale. Les lésions avaient encore un faux aspect d'Intertrigo, mais elles étaient bordées d'un liséré rouge vésiculeux tout à fait typique ; l'examen microscopique direct montra de suite la présence des éléments d'un trichophyton ; la culture fut immédiatement faite de toutes les lésions inguinales et sous-mammaires sur les milieux appropriés ; elle donna à foison la culture de trichophyton inguinal de la région inguinale, que nous décrirons plus loin.

Ainsi voilà une lésion de localisation inguinale et sous-mammaire ayant pour siège, par conséquent, le siège même de l'Intertrigo à streptocoques et qui en revêtait presque par places la physionomie ; le diagnostic clinique, microscopique et cultural écartent le premier diagnostic et montrent qu'il s'agit d'une Trichophytie, mais la culture de ce faux Intertrigo trichophytique faite pour obtenir la culture du streptocoque montre que le streptocoque n'existait pas. Que conclure d'un fait semblable ? Nous en avons observé bien d'autres analogues, et, si nous avons

choisi celui-ci, c'est parce qu'il est simple et schéma-
tique ; il faut conclure de ce fait que l'Intertrigo
vrai est dû au streptocoque, puisque dans les dermatoses ayant un siège intertrigineux, mais ayant pour
cause un parasite mycosique, le streptocoque ne s'y
rencontre pas, même à titre d'infection secondaire ;
nous comprenons très bien, d'ailleurs, que notre affir-
mation ne donne pas à tous la conviction ou plutôt
la certitude que notre expérimentation nous a donné,
mais il en est toujours ainsi et à ceux qui ne croiront
pas, nous demanderons qu'ils veuillent bien se faire
une opinion personnelle en répétant eux-mêmes les
expériences que nous avons faites.

Diagnostic différentiel. — Le diagnostic différentiel de l'Intertrigo doit se faire avec le Pityriasis, avec
l'Eczéma et l'Eczéma séborrhéique de Unna, avec la
Trichophytie inguinale que nous décrirons ; enfin nous
ferons l'étude comparative de l'Intertrigo et de
l'Impétigo pour montrer à quels points leurs caractères se confondent dans les cas typiques.

Avec le Pityriasis simplex plus haut décrit, l'Intertrigo a des ressemblances. Ces ressemblances sont surtout marquées, lorsque l'Intertrigo existe à son mini-
mum. Alors en frottant le pli avec le bout du doigt,
on soulève et on détache un déchet épidermique humide, malléable, et l'on se rend compte que si ces
déchets épitheliaux étaient secs, ce seraient des
squames. Tous ceux qui ont l'habitude de la dermatologie cutanée penseront d'avance que cet épiderme
macéré doit être excessivement microbien et qu'on
doit y rencontrer le petit staphylocoque à culture
grise commun à tous les déchets épidermiques et par-

ticulièrement dans le Pityriasis à squames grasses ; mais tous ceux qui ont étudié la flore du Pityriasis savent que sa nature est certifiée par la présence de la *Spore de Malassez* (bacille *bouteille* de Unna) ; or, ces déchets épidermiques ne montrent jamais la *Spore de Malassez ;* d'autre part pour ceux qui, n'ayant pas étudié le Pityriasis simplex au laboratoire de l'école Lailler, ont encore des doutes sur l'absolue corrélation de la *Spore de Malassez* avec le Pityriasis simplex, il faut rappeler ce fait clinique que le Pityriasis, de par la définition Willanique elle-même, est une maladie sèche, écailleuse, qui jamais n'est humide ; le Pityriasis se trouve donc écarté du diagnostic différentiel de l'Intertrigo. Tout au plus reste-t-il à débattre les connexions de l'Intertrigo avec l'Eczéma séborrhéique de Unna, car, en ces temps derniers, l'Intertrigo, avec une multitude de dermatoses disparates, a été englobé sous le nom commun de *séborrhéides* ; je reviendrai sur ce point tout à l'heure.

L'Eczéma. — Les rapports de l'Intertrigo avec l'Eczéma sont confus pour la clinique ; ils resteront confus tant que la définition de l'un et de l'autre de ces états morbides ne sera pas fournie complète. Nous la fournissons pour l'Intertrigo, mais tout le monde est incapable de définir l'Eczéma ; comment alors indiquer les rapports d'une maladie connue avec une autre dont on ignore la nature et les limites ? C'est pourtant ce qu'il nous faut faire... Brocq, et après lui Sabouraud, pensent que l'Eczéma est avant tout une maladie vésiculeuse et qu'il n'y a pas d'Eczéma sans vésicules ; mais il faut bien s'entendre sur ce

qu'est la vésicule dans l'Eczéma ; il y a des Eczémas
à grosses vésicules, aux mains par exemple, mais *la
vésicule ordinaire de l'Eczéma est grosse comme un
chas d'aiguille*, et on ne la voit bien, ordinairement
du moins, que quand elle est ouverte ; elle apparaît
alors comme un minuscule « ulcère » épidermique
d'un millimètre ou deux de diamètre, rouge, dé-
primé, dont les bords à pic ont l'épaisseur de la
couche cornée ; toute lésion eczématique présente à
sa période d'état, cette lésion élémentaire caractéristique que Sabouraud appelle *le pore eczématique* ; or,
l'Intertrigo demeure chroniquement à sa période d'état
et jamais, sur les surfaces où il siège, on n'observe
les mille pertuis que constituent les vésicules ouver-
tes des surfaces eczématiques ; il faut en excepter
seulement ces Eczémas généralisés, dont le point de
départ est au pli du jarret et de l'avant-bras, de
l'aine et de l'aisselle et qui peuvent débuter autour
d'un Intertrigo avec lequel ils s'enchaînent et dont
ils paraissent être la suite naturelle.

On voit alors autour d'un Intertrigo normal une
large zone rouge se former ; cette surface sera finement vésiculeuse le lendemain et ces vésicules seront
rompues après quelques heures. On verra alors la
physionomie de l'Eczéma aigu, suintant, se produire
dans toute sa netteté autour d'un Intertrigo préalable ; ainsi : l'Intertrigo aura joué, à l'origine de cet
Eczéma, le rôle du traumatisme initial qu'une brûlure
quelconque aurait joué de même ; ce sont, en grande
partie, ces Eczémas à point de départ intertrigineux qui
ont fait avec l'eczématisation semblable des Pityriasis,
l'Eczéma séborrhéique de Unna, ensemble confus que

la nosographie dermatologique doit dissocier désormais.

Impétigo. — Avec l'Impétigo l'Intertrigo présente des différences et des ressemblances ; des différences, car il a des localisations électives ; il a un développement exclusif autour des plis ; il a l'absence des croûtes impétigineuses et enfin le petit nombre des inoculations accessoires. Ses ressemblances sont nombreuses ; en effet à la surface de la lésion intertrigineuse comme à la surface de l'Impétigo existe la mince couenne fibrineuse histologique qui donne à l'œil la couleur lilas pâle de la lésion ; l'Intertrigo quand il est aigu a le suintement en nappe caractéristique des surfaces infectées par le streptocoque ; il a la rupture facile de l'épiderme déjà exulcéré. Cela fait la fissure sous-jacente à la lésion. Très souvent dans les Intertrigos aigus on voit s'accumuler, à l'endroit où la peau s'écarte d'elle-même au delà du pli, un rebord de croûtelles ambrées, tout à fait comparables à la croûte ambrée de l'Impétigo ; enfin, autour de ces Intertrigos aigus, on voit très souvent des exulcérations épidermiques se produire ; elles sont irrégulières, suintantes, croûtelleuses ; elles ont visiblement le pli intertrigineux pour point de départ ; ce sont les inoculations secondaires du voisinage de l'Intertrigo ; elles sont, elles aussi, suintantes, croûteuses comme l'Impétigo et elles montrent sous leurs croûtelles la mince couenne fibrineuse lilas-pâle caractéristique de toutes les exulcérations épidermiques que le streptocoque détermine. Si l'on veut bien ajouter à tout ce qui précède que tous les Intertrigos de tous les plis du corps sont streptococciques, aux commissures des lèvres (Perlèche) aux plis rétro-auriculaires, aux plis du cou chez les obèses, aux plis axillaires, aux plis ombilicaux, aux plis sous-mammaires et aux plis inguinaux, on se rendra compte, que les Intertrigos, surtout à la tête, sont en rapport clinique évident avec les Impétigos vulgaires, qu'ils accompagnent d'ailleurs avec la plus grande fréquence, et qu'ainsi la clinique, comme toujours, vient confirmer les recherches bactériologiques dont elle n'avait pourtant pas prévu les résultats.

Traitement. — On se sert contre l'Intertrigo dans ses formes légères de lotions goudronnées. Exemple :

Icthyol	10 gr.
Eau distillée.................	100 —

ou iodées faibles.

Eau de Cologne...............	120 gr.
Teinture d'iode fraîche........	10 —

Quand les lésions sont plus accentuées on emploie les badigeonnages avec :

Nitrate d'argent	15 gr.
Eau distillée.................	200 —

ou bien le permanganate de potasse 1/3000.

Avant une nouvelle application, savonner la région avec un savon très doux et un blaireau à barbe.

TRICHOPHYTIE

Les précédents chapitres et ceux qui suivront, résultent en partie de recherches antérieures ; aucun n'est tout à fait neuf ; leur union seule constitue un fait nouveau. Il n'en est pas de même du présent chapitre ; les faits qu'il contiendra sont inconnus presque de tous points, bien qu'il soient établis depuis plus d'un an déjà dans le laboratoire de M. Sabouraud. Il existe une Trichophytie spéciale de l'aine et de l'aisselle, qui, non seulement est spéciale en ses symptômes et doit être distinguée de l'Erythrasma de l'Intertrigo et de leurs variétés, mais est due à un trichophyton particulier toujours le même, et dont on ne retrouve pas de lésions sur l'homme ailleurs que dans l'aine et dans l'aisselle. Nous allons faire le tableau clinique de cette affection et la présenter en tous détails.

Cette Trichophytie s'offre à l'examen sous forme de placards plus ou moins grands, mais qui peuvent être immenses, dont le centre est d'un rouge sombre et le pourtour formé par un liseré rouge de 3 ou 4 millimètres de diamètre, nettement et finement vésiculeux. L'ensemble fait une carte de géographie capricieusement découpée, occupant tantôt un pli de l'aine seul à la façon d'un Intertrigo, tantôt le pli de l'aine et le bas-ventre, tantôt le pli inguino-crural et la cuisse à la façon de l'Erythrasma ; quelquefois la lésion est presque symétrique ; elle occupe les deux plis de l'aine, le bas-ventre, la racine de la cuisse et dessine des lésions sur le scrotum ou les grandes lèvres, car, cette affection peut s'observer dans les deux sexes ; elle a été étudiée deux fois chez la femme et douze fois chez l'homme. Dans toutes les observations, cette Trichophytie gardait sa même physionomie, qu'il nous faut préciser un peu ; elle naît par une surface rouge uniformément, ovale, et de trois centimètres de grand diamètre ; bientôt sur la surface uniformément rouge, naissent des points plus rouges, saillants et finement vésiculeux ; peu à peu, à mesure que la lésion grandit, la surface de la tache rouge pâlit en son milieu et prend une teinte bistrée, qu'elle gardera très longtemps ; cette surface reste finement écailleuse et ressemble ainsi extrêmement à la surface des lésions de l'Erythrasma ; c'est surtout par son pourtour qu'elle s'en distingue. Ce pourtour, large de quatre millimètres environ, présente un liseré périphérique, rouge, très nettement accusé et un bord interne, qui l'est beaucoup moins nettement ; ce bord présente, irrégulièrement disposées, un nombre considérable de vésicules dont la dimension varie, mais dont les plus grosses ne dépassent guère la dimension d'un grain de mil, les plus fines atteignant aux limites de la visibilité à l'œil nu. Donc, ces vésicules sont très fines et à un examen superficiel pourraient passer inaperçues ; ce qui distingue le plus ces lésions des lésions de l'Erythrasma c'est leurs bords rouges très nets et aussi leur dimension souvent considérable auxquelles l'Erythrasma ne parvient, on peut dire, jamais. Cette maladie est excessivement chronique, comme l'Erythrasma ; Sabouraud l'a vue durer trois ans et davantage ; dans ce cas, il se pro-

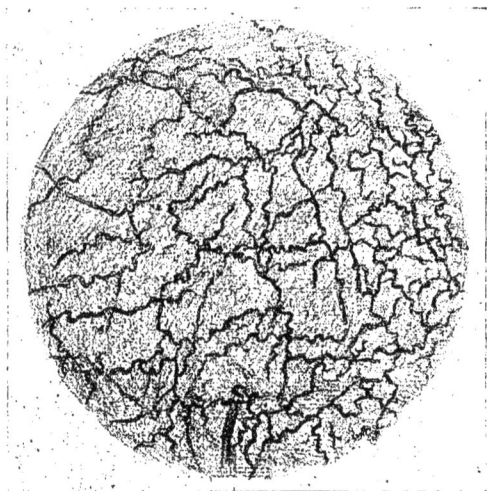

Fig· 5. — Squame de trichophytie inguinale (400 diamètres). (Préparation de Sabouraud, dessin de Brindel).

duit quelquefois autour du foyer primitif, des petits placards d'inoculation accessoires, qui rarement s'effacent et ordinairement rejoignant la plaque initiale, se fusionnent avec elle, et font son contour polycyclique ; les vésicules du pourtour de la lésion fournissent chacune une infime goutelette de liquide clair, rarement louche, qui peut servir pour l'examen microscopique ; mais il est préférable d'obtenir par raclage du bord, quelques pellicules, dont l'examen montrera l'infection cryptogamique ; on voit en travers de la couche cornée un fin réseau de mycéliums (fig. 5), non sporulés, très abondants, plus fins que les mycéliums trichophytiques ordinaires ; les spores sont rares, produites comme toujours au sein d'un rameau mycélien (endospores). La culture peut partir des

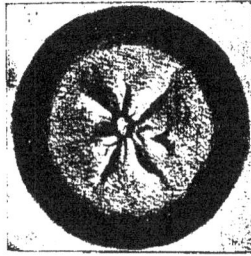

Fig. 6. — Trichophyton intertriginis de la trichophytie des plis (Sabouraud). Culture sur gelose-peptone glycérinée 4 p. 100, âgée de trois semaines.

squames du centre ou du pourtour, ou du liquide d'une vésicule ; elle est très facilement positive sur les géloses sucrées ou glycérinées (4 p. 100). En voici le dessin d'après Sabouraud (fig. 6) ; cet aspect est tout à fait spécial aux Trichophyties de l'aine ; c'est la même qu'on a rencontrée dans tous les cas mis en culture de cette lésion, dans l'aine, dans l'aisselle et dans une inoculation accessoire au pli sous-mammaire, dont il a été question plus haut. La spécificité de cette espèce trichophytique soulève plusieurs problèmes intéressants.

1° D'où vient le germe premier de ces inoculations ? Les recherches de Sabouraud montrent l'origine animale de la plupart des Trichophyties de la peau de l'homme adulte ; il est donc probable que ce trichophyton spécial vient lui aussi d'une espèce animale domestique, mais rien n'est prouvé sur ce point et il serait encore posssible que ce trichophyton vint directement de l'extérieur, qu'il eut sur quelques matières animales ou végétales une vie saprophyte et que son inoculation à l'homme provint directement de sa culture spontanée sur matière inerte.

2° Un deuxième point bien remarquable est que cette Trichophytie affectionne visiblement les plis naturels : l'aine, l'aisselle et pour une fois le pli sous-mammaire. Il lui faut donc ce qu'aucun autre trichophyton ne demande, une région humide de sueur et mal aérée.

Il est évident que cette Trichophytie a fait partie du complexus morbide que Hébra avait dénommé *Eczéma marginatum* et qu'il avait décrit dans l'aine, dans l'aisselle et sur la poitrine en y mélangeant évidemment des cas de Pityriasis médio-thoracique ; il est évident aussi que la confusion de ce type morbide avec l'Erythrasma est souvent faite par la clinique ; la culture de son parasite étant très aisée et celle de l'Erythrasma étant impossible, il semble bien probable que les prétendues cultures de l'érythrasma obtenues par divers laboratoires n'ont été que des cultures de ce trichophyton méconnu ; d'autres auteurs ont peut-être su faire, dans des cas semblables, un diagnostic exact, et même nous avons vu souvent appeler Trichophytie inguinale toutes les éruptions circinées de cette région par des dermatologistes, qui ignoraient jusqu'à l'existence de l'Erythrasma, mais en tout cas, ceux mêmes qui faisaient un diagnostic exact ignoraient complètement que cette trichophytie fut spéciale et spécifique autant que l'Erythrasma lui-même et qu'elle dût être étudiée comme une maladie des plis naturels que l'on n'a point encore décrite sur d'autres surfaces du corps.

Le traitement de cette affection est exactement celui de l'Erythrasma et de toutes les mycoses ordinaires de la peau glabre, car, bien que cette Trichophytie puisse envahir le bas-ventre, elle n'envahit jamais aucun poil de la région et se conduit sur elle comme sur les régions glabres du voisinage ; dans ces conditions, des applications répétées de teinture d'iode diluée au cinquième en viennent à bout aisément, et il n'est pas ordinairement besoin de recourir aux pommades à la chrysarobine au trentième, qui sont les moyens thérapeutiques par excellence à employer contre les trichophyties chroniques récidivantes.

MALADIE DE DARIER

On désigne sous le nom de *Maladie de Darier*, ou
Psorospermose folliculaire végétante, une affection
chronique singulière dont la nature, malgré le nom
qu'elle porte, est encore indéterminée ; ses localisations à la région inguinale sont seulement parmi les
plus importantes ; mais on l'observe d'abord en général
à la face, autour du nez, au front, aux tempes, au
menton, au cuir chevelu. En fait, cette affection a
pour lieu d'élection toutes les régions séborrhéiques,
ainsi les deux régions médio-thoraciques ; ainsi les régions des plis et parmi eux le pli de l'aine avec toute
la région périgénitale ; en outre, la *Psorospermose
folliculaire* affecte les extrémités, particulièrement les
mains, le dos des mains, la région palmaire et les
ongles.

Le nom de *Psorospermose* est mauvais, car il est
maintenant prouvé qu'il ne s'agit point d'une maladie
d'origine coccidienne ; le qualificatif *folliculaire* est
mauvais aussi puisque la maladie s'observe à la paume
de main et à la plante de pied ; enfin le caractère *vé-
gétant* de cette affection n'est pas ordinairement très
marqué. En effet, ses lésions élémentaires sont en
général une papule du volume d'une tête d'épingle à

celui d'une petite lentille ; elle est molle, légèrement
saillante, périfolliculaire centrée par une croûte co-
noïde, enfoncée par sa pointe dans l'orifice folliculaire. Ces lésions sont tantôt saillantes et vraiment
papuleuses, tantôt à peine mamelonnaires et plus caractérisées alors par l'incrustation de leurs croûtes
dans la peau ; ces lésions sont toujours agminées ; en
chacun de leurs centres régionaux, les lésions sont
agminées presques confluentes, puis elles s'éparpillent
de plus en plus à mesure qu'on les envisage plus loin
de leur centre régional. Ainsi, au pli de l'aine qui
nous intéresse particulièrement, les lésions sont confluentes, principalement au-dessus du pli ; elles se
rejoignent au-dessus du pubis où elles sont confluentes;
aussi on les observe plus petites, moins nombreuses,
plus disséminées sur les bourses, la racine de la verge, à
la face interne de la cuisse. La couleur de ces lésions,
une couleur brunâtre, terre de Sienne, est caractéristique ; les croûtes, d'une consistance un peu grasse,
sont d'un jaune verdâtre, qui tranche peu sur le fond
brun des lésions ; les croûtes sont très solidement
implantées dans la peau ; il faut un effort pour les détacher ; quand on observe leur face profonde, on remarque qu'elles s'engrènent étroitement par une
multitude de petites saillies avec la paroi de la cavité qui les contient ; ces détails deviennent plus visibles avec une loupe forte. Lorsque plusieurs lésions
sont contiguës, elles peuvent se confondre en une
seule masse mamelonnaire molle, formée par la réunion de plusieurs papules, ce que démontre la présence de plusieurs croûtes contiguës enchassées dans
sa masse. Lorsque les lésions arrivent à leurs dimen-

sions, entre les papules se fait un très léger suintement, blanchâtre, analogue à un smegma et produit comme le smegma par une déliquescence épithéliale et, comme lui, fort mal odorant.

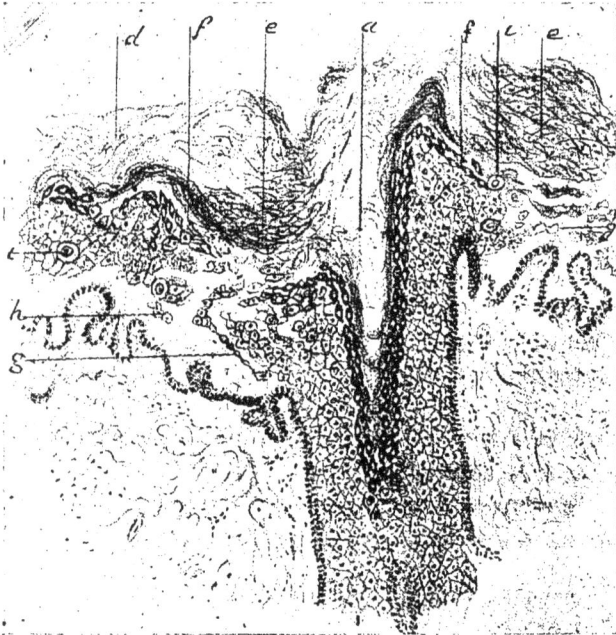

Fig. 7. — *Psorospermose folliculaire*. Coupe d'une papulo-croûte typique périfolliculaire.

a, orifice du follicule pileux ; — *d*, couche cornée épaissie ; — *e, e*, couche cornée modifiée, parsemée de grains nucléés ; — *f, f*, couche granuleuse, interrompue au niveau des foyers de dyskératose ; — *g, g*, fissures et lacunes creusées dans le corps muqueux, contenant des filaments fibrineux et des grains flottants ; au-dessous de ces lacunes on aperçoit des papilles irrégulières revêtues de la couche des cellules basales ; — *h*, grains ; — *c, c*, corps ronds (d'après Darier).

En ce qui concerne son évolution, cette maladie présente un cachet de chronicité très remarquable ;

elle atteint généralement le jeune homme et la jeune fille au moment de la formation et dure toute la vie du sujet. Elle s'accompagne à peine d'un léger prurit surtout au moment des sudations, sans aucun trouble fonctionnel

Anatomie pathologique. — Si on pratique la coupe d'une papulo-croûte dans la maladie de Darier, voici ce qu'on y constate (Fig. 7).

Dans son ensemble l'*épiderme* est épaissi et déprime ainsi le corps papillaire sous-jacent ; si la papule est folliculaire (les lésions peuvent se rencontrer au pourtour, entre les follicules ou à côté des follicules) l'orifice du follicule est dilaté en entonnoir.

Dans *la couche cornée* épaissie et modifiée dans sa structure on rencontre de petits corpuscules arrondis ou ovalaires avec un noyau difficile à colorer.

Le *stratum granulosum* s'interrompt au centre de la lésion, il devient plus épais au contraire et plus riche en éléidine sur les bords de la dépression.

Dans le *stratum filamentosum* on trouve par places entre les cellules malpighiennes normales une ou plusieurs cellules rondes, réfringentes, à double contour et quelquefois même formées de corps sphériques inclus les uns dans les autres ; parfois ces cellules peuvent contenir des grains de Keratohyaline, qui provient des corps ronds ou directement des cellules malpighiennes par la dyskératose très bien étudiée par Darier [1].

Ces lésions furent interprétées d'abord comme le résultat d'inclusions parasitaires, opinion reconnue fausse depuis lors. Ailleurs la couche malpighienne est fissurée, creusée de lacunes, qui résultent de la rupture des filaments d'union des cellules malpighiennes et cela n'est pas artificiel comme le voulait Petersen.

Les papilles allongées, hypertrophiées, nombreuses et rapprochées les unes des autres sous le foyer de la lésion, sont

[1] Voy. *Pratique dermatologique*, quatrième volume.

recouvertes d'une couche assez régulière de cellules cylindriques de la couche génératrice.

Enfin le derme au niveau et au voisinage de cette dyskératose renferme des cellules conjonctives : leucocytes, *Mastzellen* et cellules pigmentaires en assez grande quantité.

Nature. — La nature de cette maladie est tout à fait inconnue. On a voulu la rapprocher de l'épithélioma, de la maladie de Paget, du molluscum contagiosum, de l'acanthosis nigricans, etc. ; on a voulu aussi en faire une maladie héréditaire parce qu'on en observe quelquefois plusieurs exemples dans un groupement familial. Cette opinion exclurait l'hypothèse parasitaire mais il n'est pas du tout prouvé qu'il ne s'agisse pas d'une lésion parasitaire car on connait aussi le pityriasis versicolor chronique et familial.

Diagnostic. — Les papulo-croûtes avec leurs caractères ci-dessus décrits ; leur localisation, et dans les cas difficiles, l'examen histologique ou tout simplement l'examen microscopique des croûtes qu'on pratique comme celui des cheveux teigneux (1), suffisent généralement pour faire le diagnostic.

A la rigueur, on peut penser à la séborrhée concrète et à l'acanthosis nigricans ; mais la séborrhée concrète est une maladie en tous petits placards localisés, ordinairement limités du visage et chez les vieilles gens.

L'acanthosis ne présente jamais de croûtes, pas de bouchons folliculaires, pas de corps ronds et de grains ;

(1) On prend les croûtes, on les dissocie à potasse caustique (40 : 100) on chauffe légèrement et on examine au microscope avec l'objectif 7 et un diaphragme demi fermé.

il est caractérisé au contraire par une pigmentation et par une papillomatose assez prononcées, à loca- lisations diverses (cou, nuque, surface antérieure des aisselles, organes génitaux, anus, etc.) et surtout par la coexistence presque toujours d'une tumeur abdo- minale ordinairement maligne.

Traitement. — Les traitements sont ceux des maladies sur-séborrhéïques. On applique le soir sur les régions malades la pommade suivante qu'on en- lève le matin par un savonnage :

Soufre précipité	
Cinabre	äà 1 gramme
Acide salicylique	
Résorcine	
Lanoline	äà 15 grammes
Vaseline	

Brocq conseille de faire tout d'abord tomber les masses cornées au moyen des lotions savoneuses, on peut le faire et appliquer ensuite la pommade précé- dente.

On peut encore employer les pommades contenant de l'acide pyrogallique à 2 : 100, du soufre et de l'huile de cade à 6 : 100, incorporés à de la vaseline; en outre les bains prolongés tièdes, additionnés de 200 grammes de sous-carbonate de soude et de 100 grammes de gélatine pour 300 litres d'eau, les pulvérisations émollientes, etc., donnent aussi de bons résultats.

Toutes ces médications, bien entendu, ne donnent que des résultats immédiats, d'ailleurs très satisfaisants ; mais il faut les appliquer indéfiniment, de temps à autre, aussitôt que de nouvelles lésions apparaissent.

VITILIGO

C'est une dyschromie cutanée, caractérisée par le développement de taches blanches, nettement limitées et entourées d'une zone plus ou moins étendue d'hyperpigmentation (Darier).

Son étiologie est obscure ; on croit qu'il existe une relation entre cette dyschromie et les troubles ou les altérations du système nerveux, car on l'a vu succéder à un accident quelconque ou à une violente émotion. On le rencontre aussi à la suite d'une pression répétée, ou continue sur un point des téguments (pour la région qui nous occupe, le bandage de la hernie inguinale), ou en concomitance avec des névrodermites, des varices, ou longtemps après une syphilis, etc.

Il coexiste avec la pelade si fréquemment que Sabouraud se demande si « certains vitiligos ne sont pas des pelades larvées » et Déhu dit « qu'on est autorisé à considérer ces deux affections comme le résultat de troubles trophiques très voisins ; il est vraisemblable que dans certains cas, ils peuvent se développer sous l'influence d'une même cause et leur coexistence s'explique dès lors tout naturellement (1) ».

(1) *Pratique dermatologique*, article pelade.

Il n'est pas rare de le rencontrer en association avec le Lichen simplex chronique (Névrodermite circonscrite), plus rarement avec le Lichen plan, la Sclérodermie diffuse ou en plaques (morphée), etc.

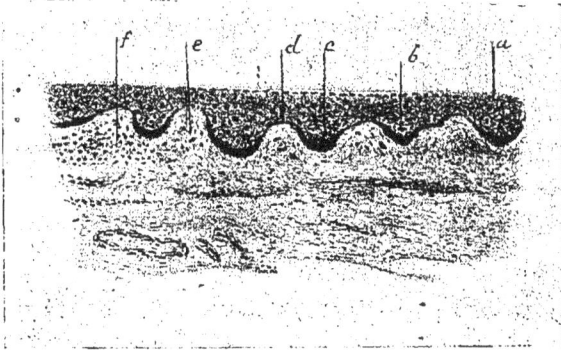

Fig. 8. — *Vitiligo*. Coupe de la peau du prépuce (alcool, carmin aluné, résine dammar) (d'après Darier).

a, couche cornée et *stratum granulosum* très minces ; — *b*, corps muqueux ; — *c*, pigmentation très accentuée de la couche germinative de l'épiderme au niveau des espaces interpapillaires ; — *d*, couche germinative du sommet des papilles à peu près dépourvue de pigment ; — *e*, cellules pigmentaires répandues dans le corps papillaire ; — infiltrat cellulaire abondant au niveau du bord de la zone pigmentée.

Enfin avec les différentes maladies nerveuses comme, par ordre de fréquence, le goître exophthalmique, l'épilepsie, l'aliénation mentale, la syringomyélie, la pachyméningite cervicale, les névralgies, le myxœdème, etc.

Anatomie pathologique. — Dans les taches blanches il y a disparition complète du pigment, qui existe normalement dans les cellules cylindriques du *stratum germinativum* ; au contraire, dans la zone de bordure, le pigment remplit presque complètement les cellules de la même couche ; dans le *derme* on trouve des amas de cellules rondes, fusiformes ou étoilées pleines de pigment en granulations, qui entourent les vaisseaux les follicules et les glandes. Darier ajoute que la pigmentation de l'épiderme est plus accentuée dans les bourgeons interpapillaires, tandis que le *stratum germinatioum* du sommet des papilles est à peu près dépourvu de pigment (Fig. 8).

Symptômes. — Dans la région inguinale on rencontre assez souvent une ou plusieurs taches blanches couleur de craie ou de lait et de 3 - 10 centimètres de diamètre.

Elles peuvent être arrondies et même polycycliques. Elles sont plus souvent amorphes et irrégulières ; elles sont entourées d'une zone d'hyperpigmentation plus accusée aux bords de l'achromie ; leur surface est lisse et au toucher donne la sensation d'une peau saine ; cette zone périphérique de surcoloration passe à la teinte de la peau normale graduellement et insensiblement. Ces taches très souvent coexistent avec d'autres analogues situées sur le scrotum, la verge, le périnée, etc. Il n'est pas rare alors de voir ces plaques s'étendre vers le pubis, l'abdomen, la région inguinale, la surface antéro-interne de la cuisse et former ainsi des bandes achromiques, qui repoussent les zones pigmentées à la périphérie.

En ce qui concerne son évolution le Vitiligo commence d'ordinaire tout à fait insidieusement sans qu'il soit accompagné d'aucun trouble général ou local; il est quelquefois plus marqué en été qu'en hiver ; à la longue il peut disparaître complètement ; plus ordinairement il est progressif et persiste indéfiniment ; quelquefois l'achromie s'atténue tellement qu'il est très difficile de dire quelle est la région malade.

Diagnostic. — C'est avec les cicatrices consécutives à des syphilides pustuleuses, à l'Ecthyma ou à des plaies quelconques (notamment après la cure de la hernie inguinale) qu'on peut d'abord confondre le Vitiligo ; mais le commémoratif et l'examen attentif de la surface de la peau écarteront ces erreurs du diagnostic. C'est par les mêmes caractères qu'on différenciera le Vitiligo de la Sclérodermie diffuse ou circonscrite ; la Sclérodermie est caractérisée par l'épaississement de la peau qui donne une sensation cartonnée spéciale.

La Lèpre peut présenter des taches pigmentées et des taches achromiques ressemblant tout à fait au Vitiligo ; les commémoratifs, le séjour du malade dans les pays chauds et surtout les troubles de la sensibilité, qui ne se rencontrent jamais dans le Vitiligo, écarteront cette hypothèse.

Les Nævi pigmentaires peuvent avoir le même aspect ; le fait qu'ils sont congénitaux ou très précoces suffira pour le faire diagnostiquer.

L'histoire enfin du malade suffira pour écarter les macules du Psoriasis traité par les réducteurs comme l'acide chrysophanique, l'acide pyrogallique, etc.

Traitement. — Avant d'agir localement il faut rechercher la cause possible ; si on retrouve la Syphilis dans les antécédents du malade, c'est au traitement mixte qu'il faut recourir ; si on reconnaît des troubles nerveux on conseille le bromure de potassium, la valériane, l'hydrothérapie, l'électricité, etc. Localement enfin contre les zones hyperchromiques outre les autres agents médicamenteux on peut employer l'eau oxygénée en combinaison avec le bichlorure de mercure suivant la formule suivante :

Adeps lanae	10	grammes
Vaseline	20	—
Eau oxygénée	30	—
Sublimé	1	—
Oxychlorure de bismuth	2	—

(Leistikow)

SYPHILIS INGUINALE

Il est très rare de rencontrer l'accident primitif dans la région inguinale ; M. le professeur Fournier en rapporte trois cas seulement dans une statistique de 110 cas de chancres extragénitaux. Pourtant, il n'est pas rare de voir des syphilides papuleuses ou papulo-érosives (plaques muqueuses) localisées à cette région. Elles coexistent toujours avec des plaques muqueuses cutanées du scrotum, de la surface supéro-interne de la cuisse, de grandes lèvres chez la femme et se développent généralement chez les gens malpropres et surtout chez les obèses chez lesquels le pli est profond et toujours humide. Ces syphilides sont constituées par des papules plates érodées, de forme ronde ou ovalaire ; d'un rouge de chair musculaire elles sont à peine saillantes, leur surface dénudée est plate, lisse, suintante ; elles sécrètent en effet un liquide louche puriforme que devient très vite fétide si les soins de propreté manquent.

Traitement. — Le traitement général, est le traitement spécifique ; localement on fera des applications de compresses imbibées d'eau bouillie ou de liqueur de Labarraque.

DEUXIÈME PARTIE

Avant d'aborder l'étude des affections des ganglions inguinaux, il nous paraît indispensable de décrire, en quelques mots, les ganglions et les lymphatiques de la région inguinale et ce sera notre premier chapitre.

Anatomie lymphatique régionale.

On décrit généralement dans l'aine deux groupes ganglionnaires : les ganglions superficiels et les ganglions profonds.

Ganglions superficiels inguinaux. — Occupant tout le triangle de Scarpa et situés sous le *fascia superficialis*, ces ganglions sont au nombre de 12 à 20. Bien que leur division en groupes soit absolument artificielle, nous adoptons, avec Poirier et Cunéo, la classification proposée par Quénu qui les divise de la manière suivante : groupe *supéro-interne*, groupe *supéro-externe*, groupe *inféro-interne*, groupe *inféro-externe* et groupe *central*. Les deux premiers sont formés par quelques ganglions, régulièrement disposés au-dessous de l'arcade de Fallope avec leur grand axe parallèle à celle-ci ; parmi les ganglions des autres groupes, les uns sont irrégulièrement disposés et disséminés sans aucun ordre, les autres, les plus inférieurs, sont allongés dans le sens vertical et par conséquent parallèles à l'axe du membre.

Ganglions inguinaux profonds. — Au nombre de 1-3, moins intéressants au point de vue qui nous occupe, ceux-ci sont situés sous l'aponévrose, en dedans de la veine fémorale : le plus inférieur est placé au-dessous du point où la saphène interne va se jeter dans la fémorale ; le sus-jacent est logé dans le canal crural et le supérieur se trouve à la partie externe de l'anneau crural et pointe un peu dans la cavité pelvienne. On sait que ce dernier, lorsqu'il s'enflamme, peut simuler une hernie crurale étranglée.

Cliniquement on peut encore diviser les ganglions inguinaux en *obliques* ou *inguinaux* proprement dit et en *verticaux* ou *cruraux*. Des premiers, les plus internes reçoivent les lympathiques de la région anale, les moyens ceux des organes génitaux et les externes ceux de la région fessière et lombaire. Des deuxièmes, le groupe inférieur reçoit les lymphatiques du pied et de la jambe et le supérieur ceux du genou et de la face antérieure de la cuisse.

Lymphatiques. — Chacun de ces groupes ganglionnaires superficiels ne reçoit pas toujours les mêmes lymphatiques et il n'est pas toujours possible de déduire, avec une sûreté absolue, de la position d'un ganglion engorgé, le siège exact de la lésion initiale.

Pour la pratique, on peut admettre la division de MM. Poirier et Cunéo qui est la suivante :

1° Les deux groupes inférieurs reçoivent les lymphatiques du membre inférieur ;

2° Les lymphatiques de l'ombilic et de la région sous-ombilicale se jettent dans les deux groupes supérieurs ;

3° Les lymphatiques du scrotum, du fourreau de la verge et du pubis (excepté ceux du gland et du clitoris qui aboutissent à un ganglion crural profond et au ganglion rétro-crural externe selon Cunéo et Marcille), ceux du périnée, ceux des grandes et des petites lèvres et du capuchon clitoridien, ceux de l'anus, se jettent dans le groupe supéro-interne, mais quelquefois dans le groupe inféro-interne ;

4° Enfin les lymphatiques de la fesse et de la région lombaire se rendent ordinairement dans le groupe supéro-externe et souvent dans le groupe inféro-externe.

Aux *ganglions profonds* aboutissent les lymphatiques du gland de la verge chez l'homme et du gland du clitoris chez la femme, quelques afférents des ganglions inguinaux superficiels et quelques satellites des vaisseaux fémoraux profonds et superficiels.

Tous ces lymphatiques que nous venons de décrire s'entrecroisent entre eux ou se bifurquent sur la ligne médiane ; d'où une question d'un grand intérêt pratique, à savoir, qu'en cas de lésion unilatérale, il est possible d'observer un retentissement sur les ganglions des deux côtés avec simple prépondérance sur ceux du côté correspondant à la lésion initiale.

Plus *pratiquement* encore et plus simplement, on peut dire que : 1° le ganglion indicateur d'une affection inflammatoire du membre inférieur se rencontrera au niveau de l'embouchure de la veine saphène interne dans la veine crurale ; 2° que les affections à réactions lymphangitiques de la verge montreront leur ganglion dans le tiers interne du pli inguinal ; les mêmes affections siègeant à la région anale auront leur ganglion au tiers externe et supérieur ; enfin les réactions lymphangitiques de toute la région abdominale se produiront plus particulièrement, au niveau des ganglions moyens du pli inguinal. Mais il est entendu que ces règles peuvent comporter des exceptions que la description anatomique précédente permettent de prévoir.

ADÉNITE INGUINALE AIGUE

C'est l'inflammation aiguë des ganglions inguinaux.

Elle est si fréquente qu'il n'y a peut-être pas une écorchure quelconque située au membre inférieur, aux parties génitales et d'une façon générale dans tout endroit dont les lymphatiques se versent dans les ganglions inguinaux, qui ne retentisse sur ces derniers. On sait, d'ailleurs, que les ganglions servent à l'organisme comme une sorte de filtre dans lequel s'arrêtent, transportés par les lymphatiques, tous les corpuscules solides, éléments néoplasiques ou microorganismes divers. Lorsque malheureusement les ganglions sont insuffisants dans leur tâche, les microorganismes peuvent s'y multiplier et provoquer l'inflammation.

Etiologie. — Comme toutes les adénites à localisations diverses, l'adénite inguinale peut se développer à la suite d'une lésion directe du ganglion (plaie, piqûre) ou bien d'une plaie à distance dont le contage est transporté par l'intermédiaire des vaisseaux lymphatiques sans que ces derniers soient obligatoirement atteints.

Il n'y a guère de lésions traumatiques ou inflammatoires de la peau qui ne s'accompagnent d'adénite ;

ainsi toute érosion, écorchure ou fissure du pourtour des ongles, des interstices et des plis du pied, des organes génitaux et de l'anus, les ulcères variqueux de la jambe, les dermatoses vésiculeuses ou pustuleuses et généralement toute espèce de solution de continuité infectée peuvent se compliquer d'une adénite.

Symptômes. — C'est par un frisson unique ou des frissons répétés accompagnés ou suivis d'une ascension thermique que l'adénite apparaît ordinairement ; en même temps ou peu après on découvre un ganglion engorgé, qui, précédé ou non d'une lymphangite, devient douloureux spontanément à la palpation ou à la pression ; puis, l'inflammation reste monoganglionnaire ou atteint d'autres ganglions voisins. Cette adénite, une fois développée, peut se résoudre progressivement ou au contraire aboutir à la suppuration : on voit alors que ces ganglions, au lieu de diminuer de volume de rester mobiles et indolores, au contraire grossissent, deviennent plus durs, plus douloureux et s'immobilisent (adhérences péri-ganglionnaires) : la peau rougit, s'amincit, devient violacée, adhère aux ganglions sous-jacents et la palpation révèle une collection liquide, dont la fluctuation sous les doigts est manifeste. Cet abcès, livré à lui-même, s'ouvre en un ou plusieurs points d'où s'écoule un pus phlegmoneux ;

La période première de suppuration passée, au fond de la cavité, naîtront des bourgeons charnus, et après quelques semaines une cicatrice rouge, plus tard blanchâtre, remplacera cette lésion.

Anatomie pathologique. — On reconnaît deux périodes à l'inflammation ganglionnaire : l'engorgement et la suppuration.

Caractères macroscopiques. — Dans la période d'engorgement, le ganglion est gros, arrondi ; son tissu est ferme, de coloration rouge brun. A la coupe, il rappelle la chair musculaire ou celle de la rate ; la surface de la coupe est ponctuée de petit foyers hémorrhagiques. Par le raclage, on fait écouler un suc lactescent très abondant.

Dans la période de suppuration, le ganglion devient plus mou, violacé et friable ; son tissu se déchire sous le doigt.

A la coupe, on aperçoit de petits foyers grisâtres ou jaunâtres disséminés ; ces foyers s'étendent, se réunissent et ainsi toute l'étendue du ganglion est envahie par la suppuration. Le raclage de la surface de la coupe donne du pus crémeux; le processus envahit progressivement la zone conjonctive périganglionnaire ; il se forme alors une périadénite qui constitue au ganglion une gaîne d'empâtement ; enfin, cette zone suppure

Caractères microscopiques. — A la période d'engorgement dans le suc exsudé à la surface de la coupe, on trouve de nombreuses cellules lymphatiques et des cellules endothéliales tuméfiées à plusieurs noyaux ressemblant quelquefois aux cellules de la moelle des os (Cornil et Ranvier). On constate aussi sur des coupes que les sinus lymphatiques de la zone caverneuse et à un stade plus avancé ceux des follicules sont remplis de cellules lymphatiques, de fibrine, de matière granuleuse et de débris leucocytaires. Ce sont ces éléments qui oblitèrent les voies lymphatiques et qui font perdre aux ganglions leur perméabilité. Les travées conjonctives sont épaissies, et leur substance devient fibrillaire et granuleuse; les vaisseaux sanguins dilatés sont remplis de sang, et des globules rouges sortis par diapédèse sont disséminés par groupes ou isolés entre les cellules lymphatiques.

A la période de suppuration, on constate que le liquide obtenu par le raclage est du pus crémeux qui existe aussi dans les lymphatiques afférents et efférents. Les foyers grisâtres dont nous avons parlé, sont constitués par des abcès au niveau

.desquels les travées conjonctives sont détruites ; si ces différents foyers disséminés se réunissent, on ne trouve plus qu'un
foyer purulent limité par une coque fibreuse renforcée par la
périadénite ; cette coque peut suppurer par places sous l'influence des agents microbiens qui l'ont envahie. On peut donc
observer trois types d'abcès : l'abcès intraganglionnaire isolé,
l'abcès périganglionnaire et enfin les deux combinés ; c'est
cette dernière forme qu'on observe le plus fréquemment.

Terminaison. — Les lésions peuvent s'arrêter à la première
période ; alors les globules blancs se résorbent et le ganglion
reprend ses caractères normaux ; mais souvent aussi les travées conjonctives s'épaississent, d'où résulte une sclérose suivie
d'atrophie. On ne sait pas jusqu'à quel point ces ganglions
ainsi enflammés peuvent redevenir perméables et conserver de
leurs fonctions (Coyne).

Diagnostic. — C'est avec le phlegmon simple qu'on
peut confondre cette adénite ; mais sa localisation,
son début et sa marche, les traces d'une lymphangite
préexistante et surtout la recherche à distance de la
cause originelle, ulcères variqueux, dermatoses, piqûres septiques, éviteront toute erreur.

Traitement. — Le plus souvent les adénites inguinales aiguës entrent en résolution sans qu'il soit besoin d'une thérapeutique très active. Il suffit le plus
souvent de guérir la plaie originelle (pied, jambe, etc.)
par l'asepsie et le repos horizontal pour voir peu à
peu le ganglion reprendre son volume primitif. Plus
tard, si au lieu de rétrocéder, cette adénite marche
vers la suppuration, il faut, après avoir essayé les an-
tiphlogistiques, pansements humides compressifs, etc.
et sans s'attarder trop à ces moyens, recourir à l'in-
cision qui, grâce aux anesthésiques modernes (bro-

mure d'éthyle, éther, cocaïne), peut être complètement
indolore ; on lave avec une solution antiseptique (sublimé 1/1000, eau oxygènée neutre), on draine et on
applique un pansement propre.

ADÉNITE INGUINALE CHRONIQUE

Elle succède ordinairement à l'adénite aiguë ou plutôt se constitue après plusieurs poussées aiguës ou subaiguës d'adénite.

Les causes sont celles des adénites aiguës, quand elles durent. Les cors et les ongles incarnés des orteils, l'eczéma variqueux des jambes et plus particulièrement les ulcères variqueux, tiennent une grande place dans leur étiologie. Jeanselme y insiste beaucoup dans sa thèse : « Nous avons exploré, dit-il, avec soin les ganglions inguinaux de tous nos malades et nous avons presque toujours constaté le développement exagéré de ces ganglions du côté correspondant au membre affecté ». Enfin on peut observer l'adénite chronique dans l'ostéomyélite à répétitions et dans certaines affections chroniques des articulations.

Symptômes. — Cette adénite est caractérisée par trois à quatre ganglions gros, indolents et mobiles, du volume d'une noisette à une amande ; leur suppuration est rare et ne se produit guère que si une infection nouvelle est venue se greffer sur la première, alors c'est la marche des adénites aiguës avec, pour reliquats, des fistules permanentes, etc.

ANATOMIE PATHOLOGIQUE. — *Caractères macroscopiques.* — Le volume du ganglion est celui d'une noisette à celui d'une noix ; sa consistance est ferme, sa coloration rouge brun ou violacée, comme celle de la rate. A la coupe le centre est grisâtre ou jaunâtre, constitué par des vacuoles purulentes du volume d'une tête d'épingle à celui d'un pois ; dans la capsule ou autour d'elle on trouve des cordons noueux et indurés qui correspondent aux vaisseaux lymphatiques efférents et afférents dilatés.

La zône conjonctive périganglionnaire est épaissie ; le tissu cellulo-adipeux périganglionnaire résorbé est remplacé par une coque fibreuse, blanchâtre, épaissie et adhérente.

Caractères microscopiques. — On constate un épaississement des travées réticulées du système caverneux et du tissu conjonctif périvasculaire. Le parenchyme du follicule est atrophié ou n'existe plus, excepté à la périphérie sous forme d'îlots disséminés de forme irrégulière (Cornil et Ranvier). On y rencontre les agents ordinaires de suppuration, les staphylocoques surtout. La terminaison se fait par sclérose ordinairement, moins souvent par lipomatose, calcification et pigmentation.

Diagnostic. — C'est à la tuberculose ganglionnaire qu'il faut penser dans ces cas ; mais l'existence d'une cause d'irritation permanente (ulcères variqueux, cors, etc.), les poussées aiguës, et enfin l'examen histologique et bactériologique résolvent le problème.

Traitement. — Il faut avant tout traiter la cause (ulcère variqueux, eczéma variqueux, dermatoses diverses, etc.) En cas de suppuration, inciser, laver, drainer, panser, etc.

C'est depuis la découverte du bacille tuberculeux (R. Koch 1882), qu'on a pu étudier la spécificité de cette adénite et sa parenté avec les autres tuberculoses de tous sièges. La scrofule a perdu depuis lors son autonomie.

La nature tuberculeuse d'une adénite est prouvée soit par l'examen extemporané du pus et la découverte du bacille soit par l'inoculation (Villemin 1879) au cobaye.

Etiologie. — Elle apparaît à l'âge de huit à vingt ans (Billroth), très fréquemment, sans respecter la première enfance ou la vieillesse ; le sexe féminin paraît plus prédisposé, l'hérédité joue un grand rôle, l'alcoolisme, l'alimentation insuffisante, le surmenage, le froid humide, préparent sans doute le terrain au développement de l'agent infectieux.

Pour qu'une adénite tuberculeuse inguinale se développe, il faut le terrain, préparé par ces causes secondes, le germe (bacille de Koch), et la porte d'entrée.

Le germe peut tirer son origine de différentes sources; tuberculoses cutanées ou profondes de la sphère génito-anale ou du membre inférieur (tumeurs blanches, coxalgies, ostéites tuberculeuses, synovites fongueuses), peuvent transmettre leurs bacilles ordinairement par voie lymphatique, dans les ganglions inguinaux superficiels ; ceux-ci, à leur tour, devenant un milieu de culture, augmentent de volume et suivent l'évolution d'une adénite subaiguë ou chronique simple. Ailleurs, le bacille se greffera sur une adénite aiguë ou chronique, simple ou viru-. lente (bubon chancrelleux-strumeux ou syphilo-strumeux (très rare) ; enfin, d'autres fois, n'importe quelle irritation préalable des ganglions peut servir de cause localisatrice. C'est par ces mécanismes que se développent l'adénite tuberculeuse secondaire.

Le bacille tuberculeux peut-il se localiser d'emblée aux ganglions inguinaux sans préexister ailleurs dans l'organisme ? Ce fait est très difficile, si non impossible à certifier, d'abord parce que ordinairement on voit cette adénite suivie d'autres localisations ganglionnaires (adénites latéro-cervicales par exemple), d'ailleurs qui pourrait dire qu'une autre localisation tuberculeuse profonde n'existe pas chez ceux qui présentent de la tuberculose ganglionnaire du groupe inguinal.

Bactériologie. — L'agent qui provoque toutes les tuberculoses et l'adénite tuberculeuse, en particulier, est un fin bacille de 3 µ de longueur environ sur 1/2 µ de large, découvert par R. Koch (fig. 9) : rectiligne ou un peu incurvé ou sigmoïde ; on le rencontre dans les tissus, le pus, ou les crachats, tantôt isolé, tantôt en amas ; d'autres fois, deux bacilles se croisent ou sont réunis à angle aigu par une de leurs extrémités.

Il se cultive assez facilement soit sur tranches de pomme de terre trempées avant stérilisation dans de l'eau glycérinée à 5 pour 100 (Nocard), soit sur la gélose glycérinée, mélangée de sang (Bezançon et Griffon.) A l'étuve à 35-40° en dix à douze jours, il pousse parfaitement ; on voit alors la surface du milieu devenir sèche, écailleuse ou verruqueuse, de couleur blanche

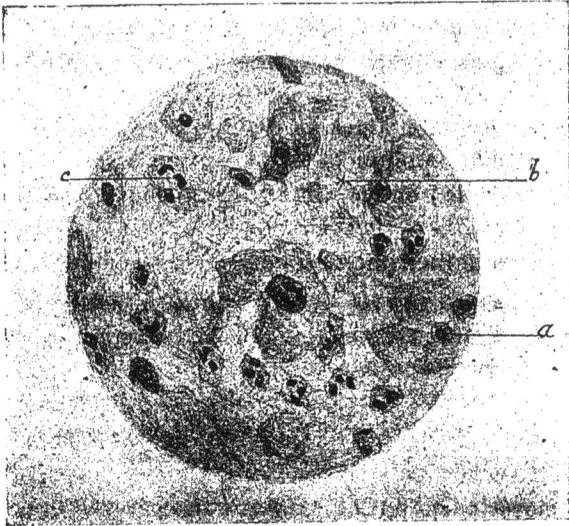

Fig. 9. — Bacille de Koch dans le pus d'une ulcération tuberculeuse. Préparation de Photinos. Dessin Brindel.
a, cellule mono-nuclaire ; — b, bacilles de Koch ; — c, cellule polynucléaire (Obj. immers. 1/12, ocul. 3 Leitz).

légèrement teintée de gris rose. Ce bacille est aérobie ; après un chauffage de 60° pendant 15 minutes, il cesse de se développer ; une ébullition de 2 à 4 minutes détruit avec sûreté sa virulence. Les animaux les plus convenables pour l'inoculation sont le lapin et le cobaye.

Recherche du bacille de Koch dans le pus. — Parmi les nombreux procédés de coloration qu'on a proposés pour colorer le bacille tuberculeux dans le pus, nous préférons celui qu'on emploie le plus souvent à l'Institut Pasteur de Paris, et qui est le suivant :

Téchnique. — 1° Choisir le centre des parties solides du pus (parties jaunâtres autant que possible) ; prélever un petit frag-

ment, au moyen d'une pince, d'une aiguille légèrement chauf-
fées ou bien avec des ciseaux très fins. Pour cette opération, il
est commode de déposer le pus au moyen d'une pince, sur
quelques doubles de papier, dans une boîte de Pétri (faire
bouillir le tout ensuite).

2° Porter sur une lame bien propre le fragment et écraser
entre deux lames, de manière à obtenir une couche aussi mince
que possible.

3° Séparer les deux lames en les tirant en sens inverse, tout
en les maintenant appliquées l'une contre l'autre.

4° Laisser sécher en chauffant légèrement ; puis fixer à la
flamme.

5° Colorer à la fuchsine de Ziehl :

> Alcool absolu......... 10 cent. cubes
> Acide phénique....... 5 grammes
> Fuchsine rubine...... 1 —
> Eau distillée........ 100 —

cinq minutes à chaud ; au moins 6-12 heures à froid dans un
cylindre. Laver ensuite.

6° Décolorer par l'aniline chlorhydrique ; solution aqueuse
à 2 p. 100 (quelques secondes seulement, sans attendre la décoloration complète).

7° Achever la décoloration par l'alcool absolu.

8° Laver à l'eau et colorer le fond par le bleu de méthy-
lène.

9° Laver à l'eau de nouveau et sécher ; éclaircir au xylol et
monter au baume.

10° Enfin, porter la préparation sur la platine du microscope
et examiner avec l'objectif à immersion et l'oculaire 3 ou com-
pensateur 4.

Recherches dans les coupes. — Après fixation et inclusion à
la paraffine ou à la celloïdine, on colore le tissu par l'héma-
téïne et on lave à l'eau ; puis on colore le bacille tout à fait
comme s'il s'agissait d'une lamelle de pus, ensuite, on lave, on
deshydrate et on monte au baume.

Anatomie pathologique. — Il y a trois périodes différentes ;
à savoir, celle de la granulation grise ou des nodules crus,
celle du ramollissement et celle de la caséification.

1° *Granulation grise.* — Dans cette période le volume des ganglions, souvent petit, varie avec l'intensité du processus inflammatoire (Cornil et Ranvier). Lorsque la réaction conges-- tive est intense, le ganglion est gros, ovoïde et ferme ; la sur- face de la coupe est rouge et laisse écouler du suc lactescent

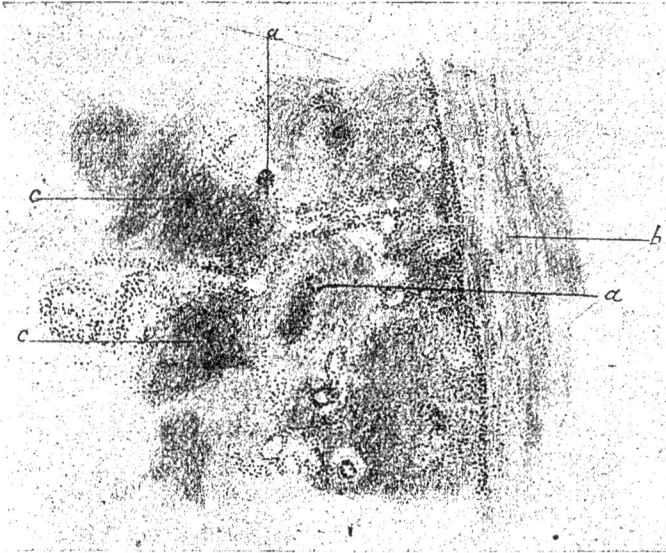

Fig. 10. — Coupe d'un ganglion tuberculeux. Préparation de Photinos. Dessin de Brindel. (Obj. 2. ocul. 3. Leitz.)
a,a, cellules géantes ; — *b*, capsule ganglionnaire épaissie ; — *c,c*, caséifi- cation.

plus ou moins coloré par le sang. Ailleurs, cette surface est gris jaunâtre ; les granulations tuberculeuses isolées ou con- fluentes se détachent par leur aspect plus opaque et plus sec des parties environnantes. Au microscope, on voit qu'elles ont comme siège d'abord le tissu réticulé des follicules près de la capsule, c'est-à-dire l'embouchure des lymphatiques afférents. Elles sont à peu près circulaires et proviennent des cellules lymphatiques qui se tassent, s'atrophient et s'infiltrent de granulations ; les fibrilles du stroma deviennent aussi granu- leuses ; les capillaires sanguins en s'oblitérant donnent naissance à des cellules géantes (fig. 10). Ces granulations se réunissent et forment des nodules à contour arrondi ou irrégulier. Dans la substance folliculaire, on peut trouver de tubercules colloïdes formés par des agglomérations de cellules lymphatiques deux ou trois fois plus grosses que normalement dont quelques-unes clairs sans noyaux (Cornil).

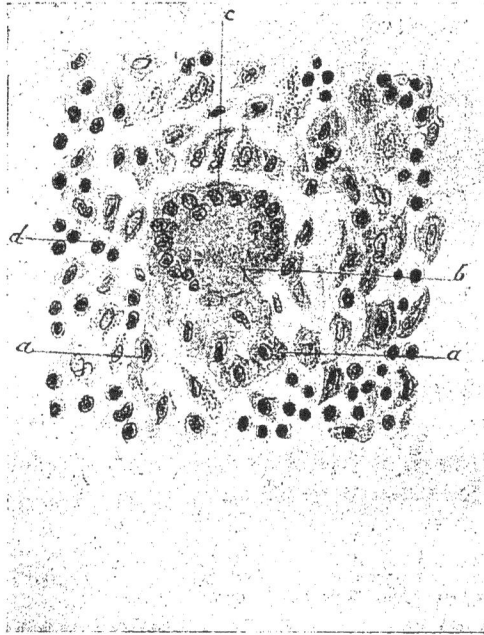

Fig. 11. — Follicule tuberculeux dans la coupe d'un ganglion. Préparation de Photinos. Dessin de Brindel. (Obj. immers. 1/12, ocul. 3 Leitz.) *a,a* cellules épithélioïdes ; — *b*, bacilles de Koch ; — *c*, cellule géante ; — *d*, cellules embryonnaires.

La sclérose du tissu réticulé assez fréquente peut apparaître dès cette période ; elle commence, d'abord autour des vaisseaux artériels, suit les capillaires et gagne enfin le tissu réticulé.

Le bacille de Koch se trouve, en général, dans l'intérieur des cellules géantes (fig. 11); il y est rare ; il est souvent impossible le trouver dans les foyers de caséification ou de sclérose. La localisation du bacille dans la cellule géante n'est pas absolue, on peut le rencontrer également dans la capsule épaissie et dans le tissu conjonctif péricapsulaire. On comprend très bien que cette dernière connaissance au point de vue chirurgical ait des conséquences pratiques.

2º *Ramollissement.* — Le ganglion est augmenté de volume ; à la coupe, il présente une surface parsemée d'îlots jaunâtres qui sont constitués par une matière demi-solide, friable et parcourue de stries noirâtres ; plus tard cette matière se liquéfie en une bouillie grumeleuse constituée par des cellules lymphatiques gonflées et multinucléaires, des cellules lymphatiques granuleuses et des granulations graisseuses. Le parenchyme ganglionnaire est creusé alors de cavernes qui se fusionnent et s'agrandissent plus tard. Ces îlots sont entourés d'une coque fibreuse ; mais les lésions ne restent pas encapsulées ; la periadénite tuberculeuse s'accuse davantage, les lymphatiques interganglionnaires sont également pris et forment des cordons épais et bosselés.

3º *Caséification.* — L'abcès quelques fois reste limité par la coque ganglionnaire, mais le plus souvent s'étend aux tissus voisins ; le volume de cet abcès froid est assez petit ; le liquide qu'il contient, d'apparence phlegmoneuse parfois, est ordinairement grumeleux et parsemé de particules jaunâtres, friables et caséeuses ; dans la paroi de cet abcès, on trouve des tubercules typiques à tous les stades d'évolution (Coyne).

Le bacille de Koch, rare à cette période, est généralement, associé aux streptocoques et aux staphylocoques.

Note. — L'histogénèse du tubercule vient d'être l'objet de recherches cytologiques de la part de MM. Dominici et Rubens Duval dans le laboratoire de Sabouraud. Et ces recherches ont considérablement éclairé la question, comme on va le voir.

Deux théories cherchent à expliquer l'histogénèse du tubercule. D'après la première théorie le tubercule serait formé par les cellules fixes du tissu conjonctif (Baumgarten Cornil, etc.). D'après la deuxième par les cellules lymphatiques migratrices.

D'après les recherches de Dominici et Rubens Duval, la controverse est basée sur un malentendu résultant d'un défaut de connaissance suffisant de la constitution cellulaire du tissu conjonctif. Les cellules interstitielles appelées communément : cellules migratrices ordinaires, clasmatocytes de Ranvier, cellules vacuolaires de Renaut et Lacroix, macrophages de Metchnikoff, sont considérées d'une façon générale comme des cellules lymphatiques ; ces éléments appartiennent au groupe lymphoïde par leur origine ; ils s'identifient aux cellules fixes proprement dites par leur évolution, parce qu'ils se transforment en celles-ci (Dominici).

Les cellules géantes et les cellules épithélioïdes qui forment la partie fondamentale du tubercule, dérivent les unes des cellules fixes du ganglion, les autres de cellules mobiles de cet organe, identiques aux cellules migratrices interstitielles du tissu conjonctif ordinaire (cellules vacuolaires, macrophages, clasmatocytes).

Il n'y a donc pas lieu d'admettre une dualité constitutionnelle de la néoplasie tuberculeuse, puisque les éléments qui en composent le substratum, éléments fixes ou éléments libres, se ramènent tous à la cellule conjonctive. Ces conclusions concernent aussi une partie des cellules dites embryonnaires qui forment la couronne périphérique des tubercules typiques et qui appartiennent au groupe des cellules conjonctives. Ces cellules embryonnaires conjonctives deviennent, en grandissant. des cellules épithélioïdes. Quel est le sort dévolu aux cellules embryonnaires qui ne sont pas de nature conjonctive ? Les éléments en question, au lieu de s'incorporer au néoplasme tuberculeux, disparaissent au fur et à mesure de son extension, en se détruisant ou en évoluant dans des sens différents (Plasmazellen). (Dominici et Rubens Duval.)

Terminaison. — Ces abcès s'ouvrent ordinairement au-dehors ; d'autres fois ils se terminent par une sclérose qui représente le véritable processus de guérison, et enfin, surtout pour les ganglions profonds, ces masses peuvent se caséifier sans s'ouvrir, évoluer vers la suppuration ou continuer de grandir seulement sans suppurer. C'est la grappe polyadénitique inguinale.

Enfin ces grains au lieu de rester isolés et distincts deviennent cohérents à cause de la formation d'une periadénite ; ils se soudent alors les uns aux autres de façon à ne plus constituer qu'une seule masse glissant sous la peau au commencement et qui, plus tard devient immobile et s'y fixe ; elle est indolente ou peu sensible à surface irrégulière lobulée et noueuse, dure en quelques points, fluctuante en d'autres, où on peut quelquefois enfoncer le doigt dans une sorte de cupule formée dans l'épaisseur de la masse. La suppuration, alors est produite par places ou même quelquefois dans toute l'étendue de la tumeur ; la peau adhère aux tissus sous-jacents, rougit, devient violacée, s'amincit, et, enfin, si on n'intervient pas, s'ulcère en un ou plusieurs points qui donneront issue à un pus grumeleux très liquide et semé de parcelles jaunâtres, friables et caséeuses. Plus tard ces ouvertures deviendront déchiquetées, leurs bords rougeâtres, seront amincis et décollés ; leur fond rempli de pus au commencement deviendra fongueux plus tard ; quelquefois même les fongosités prennent des proportions énormes. Elles font alors hernie par l'orifice de l'ulcération ou bien forment une tumeur fongueuse pediculisée. C'est le paquet polyadénitique inguinal de Lejars.

Si plusieurs ganglions se ramollissent et s'ulcèrent à la fois, on peut assister à des ulcérations multiples reliées entre elles par des décollements sous-cutanés et qui, si la peau superposée se détruit, s'élargissent en formant une seule ulcération de bords irréguliers et anfractueux.

Ailleurs, l'adénite tuberculeuse inguinale, au lieu

de suivre sa marche lente et chronique, peut évoluer d'une façon aiguë comme un adénophlegmon ; cette forme d'adénite, après suppuration et évacuation, reprend l'évolution froide et chronique, et ses orifices faits ne se ferment plus.

Enfin consécutivement à une irritation ou une inflammation quelconque localisée à la région génitale ou crurale, au membre inférieur et généralement à tout endroit d'où proviennent les lymphatiques des ganglions inguinaux, une adénite tuberculeuse peut traverser une ou plusieurs poussées aiguës de suppuration due à des infections staphylococciques ou streptococciques secondaires.

Pronostic. — A part le développement d'une tuberculose pulmonaire, d'une tuberculose miliaire aiguë généralisée, qui peut éclater à la suite de différentes causes (poussée aiguë locale, intervention locale, etc.) et emporter le malade en quelques jours, on voit ordinairement l'adénite tuberculeuse sous toutes ses formes guérir lentement, spontanément ou après une intervention ; mais c'est surtout l'état général qu'il faut consulter avant de risquer un pronostic et avant de décider des interventions chirurgicales.

Diagnostic. — Le diagnostic de l'adénite tuberculeuse inguinale est ordinairement des plus simple ; sa longue durée, son évolution lente coupée de poussées subaiguës, la chronicité qu'affecte l'ulcération ganglionnaire une fois faite, la persistance des fistules ; enfin l'examen microscopique ou l'inoculation au cobaye suffisent pour faire affirmer le diagnostic. Tout au plus, au cours de la première période, le médecin pourrait-il avoir quelques doutes sur la nature de l'affection lorsque tout se réduit à un paquet multi-ganglionnaire d'évolution inflammatoire froide, de réaction douloureuse des plus médiocres ; dans ce cas, le diagnostic est fait par l'état général du sujet, sa souche originelle, ses antécédents personnels, et d'ailleurs ce sont des diagnostics qu'on ne fait pas en un jour et que l'évolution même établit. Où le diagnostic devient plus délicat c'est lorsque l'adénite inguinale tuberculeuse prend des allures un peu plus aiguës, un peu plus infectantes que d'ordinaire ; elle évoluera dans ce cas vers l'abcès et vers la fistule en quelques semaines ou en quelques mois ; mais dans ce cas l'adénite résulte d'une infection superficielle tuberculeuse du membre inférieur qui est première en date et dont l'évolution se relie cliniquement à l'évolution de l'adénite consécutive. On voit ainsi, à la suite d'une blessure quelconque, un point de tuberculose cutanée évoluer au pied ou à la cheville ; quelques semaines plus tard s'observeront sur tout le trajet des lymphatiques de la jambe quelques petites masses modulaires (gommes tuberculeuses) qui s'ulcèreront à leur tour, pour la plupart tout au moins, et puis l'adénite inguinale subaiguë survient ; dans ces cas, d'ailleurs rares, le diagnostic est fait par le premier chapitre de l'infection plus que par l'adénite elle-même, qui, dans l'histoire clinique, est le deuxième ou le troisième chapitre. Dans ces conditions, l'erreur possible de diagnostic consisterait à prendre pour de la tuberculose des types morbides d'évolution analogue et qui n'en seraient pas, ainsi, du lymphosarcome ou de la morve.

Dans le lymphosarcome les lésions sont des tumeurs dont l'ulcération est rare ou survient tardivement ; dans toute l'évolution de la maladie la tumeur prime l'ulcération. Le pronostic est d'emblée très réservé en raison de la multiplicité et de l'extension du point d'attaque ; mais souvent le diagnostic n'est fait que par biopsie ; peu importe d'ailleurs, puisque quand l'évolution est rendue à l'adénite inguinale, il n'y a pas de thérapeutique.

En ce qui concerne la morve, elle copie entièrement l'évolution lymphangitique et infectante que nous venons de rappeler, mais elle est très rare chez l'homme et elle n'a été observée que chez des hommes que leur profession exposait au contact des chevaux malades ou bien chez des hommes s'occupant de travaux de laboratoire et particulièrement de cette question.

D'autres diagnostics doivent encore être discutés mais ils sont infiniment moins difficiles et le plus souvent la différenciation entre les espèces s'impose d'elle-même.

L'adénite de la chancrelle est aiguë, elle coïncide avec le chancre mou ou ses commémoratifs récents ; elle a tous les symptômes inflammatoires, elle ne pourrait être, par conséquent, confondue qu'avec une adénite inflammatoire d'origine externe, blessure septique du pied par exemple. L'examen comparé de la verge, d'une part, et du pied de l'autre, suffira à faire faire le diagnostic différentiel.

La pléïade secondaire de la syphilis s'accompagne d'un ganglion indicateur deux fois plus considérable que les autres et qui indique le siège du chancre dont

BUBON CHANCRELLEUX

Le bubon chancrelleux, très connu des anciens, puisque on trouve même dans Horace des descriptions très valables de sa cicatrice, est une adénite suppurée consécutive à un chancre mou du gland, du prépuce ou de la marge de l'anus. Pourquoi dans certains cas, le bacille de Ducrey (1) va-t-il créer une adénite à distance alors que dans le plus grand nom-

(1) *Bactériologie.* — L'agent pathogène du bubon chancrelleux comme celui de la chancrelle est un bacille de $1/2$ μ de large et de 2 μ de long ; ses extrémités sont arrondies et son milieu rétréci. Dans les préparations faites avec le produit de raclage du bubon chancrelleux ou celui de la chancrelle, on le voit, soit sous forme de bacilles isolés, soit en amas, soit enfin en longs filaments, formés très souvent de 20-100 bacilles et davantage ; si on examine les détritus situés sous le bord décollé de l'ulcération ou une coupe de ce bord colorée à la thionine phéniquée on peut rencontrer des filaments constitués par des milliers d'unités bacillaires ; il ressemble alors à peu près à celui de la peste. (Fig. 13. page 127.)

Il est décoloré par la méthode de Gram ; les couleurs basiques d'aniline en solutions mordancées comme le violet de gentiane, le bleu phéniqué de Kühne, le bleu potassique de Loeffler, le colorent bien à ses extrémités ; le centre reste décoloré ; si on veut le colorer entier, il faut laver d'abord à l'eau acétique au tiers (Nicolle).

Sa culture, en partant de la sécrétion du bubon chancrelleux est très difficile à obtenir ; on peut cependant essayer en ensemençant sur la gelose peptone au sérum ascite (Borrel). Sa culture est

bre de cas, il ne donnera lieu à aucune lymphangite quelconque ? Les raisons de ce fait son mal connues ; il peut y avoir une prédisposition individuelle du

très fine ; pour le garder vivant, il faut le réensemencer tous les deux jours ; il meurt, à la température de 40° à 42° pendant une heure. L'animal enfin le plus convenable à son inoculation est le singe.

Voici maintenant la technique qu'il faut suivre pour la recherche du bacille dans les produits du bubon chancrelleux ou ceux de la chancrelle.

1° On nettoie soigneusement la surface de l'ulcération avec une boulette d'ouate hydrophile mouillée dans l'eau stérilisée, pour enlever le pus et sa flore microbienne secondaire (staphylocoques streptocoques, etc.)

2° Au moyen d'une curette à bords émoussés, on gratte légèrement, sous le bord décollé de l'ulcération, sans la faire beaucoup saigner (ou on enlève une parcelle pour procéder aux coupes).

3° On porte ces produits sur une lamelle bien propre qu'on recouvre avec une deuxième ; puis on sépare les deux lames par glissement et on les laisse sécher séparément sans les chauffer.

4° Fixer ensuite par la chaleur ou par l'alcool-éther.

5° Passer à l'eau acétique au tiers et puis plonger pendant une à deux minutes les lamelles dans un godet contenant du violet de gentiane.

6° Laver à l'eau, sécher encore.

7° Eclaircir au xylol ; monter au baume de Canada et enfin examiner à l'immersion.

Si, au contraire, on est obligé de chercher le bacille dans les tissus, on procède à la fixation du bord biopsié, à l'inclusion, aux coupes et enfin la coloration par la thionine phéniquée, le bleu de Toluidine, etc.

Parmi les nombreuses méthodes de fixation, inclusion et coloration qu'on peut trouver dans tous les traités techniques d'histologie nous recommandons celle que nous avons pratiquée plusieurs fois, au laboratoire du docteur Sabouraud, et aussi avec le docteur Milian, au laboratoire du professeur Cornil, technique qui est la suivante:

1° Prélever au moyen d'un couteau de Graefe (Darier), une par-

sujet aux lymphangites en général par insuffisance de réaction phagocytaire ; il peut y avoir là le résultat d'une structure anatomique particulière ou individuelle du système lymphatique de la région ; il y a probablement aussi une virulence plus ou moins intense du microbe, chose particulièrement difficile

celle du bord de l'ulcération, qu'on met dans un flacon à biopsie rempli de la solution suivante :

Bichlorure d'hydrargyre......	7.50 grammes
Acide acétique glacial........	1 —
Eau	100 —

pour qu'elle soit fixée pendant 2 à 3 heures : cela dépend d'ailleurs de la grosseur de la pièce.

2° Remplacer le sublimé par l'acétone (Nicole) iodée (Sabouraud) (mettez de la teinture d'iode jusqu'à ce que l'acétone prenne la coloration de la liqueur de Gram) ; y laisser pendant 24 à 48 heures en la renouvelant deux ou trois fois pour que la déshydration se fasse rapidement.

3° Puis verser l'acétone et remplacer par le xylol qu'on renouvelle aussi deux ou trois fois pendant les 24-48 heures.

5° Remplacer le xylol par un mélange de xylol-paraffine (Milian) ou éther paraffiné à saturation à 37° (Sabouraud), et laisser dans l'étuve à 40° pendant plusieurs heures (3-6) (Milian), 24 à 48 heures (Sabouraud), dont le nombre varie aussi avec le volume des pièces.

6° Ensuite, remplacer le mélange par la paraffine pure et laisser de nouveau dans l'étuve à 40° pendant 1 à 3 heures (Milian) ou dans l'étuve à 58° pendant un quart d'heure ou une demi-heure (Sabouraud.)

7° Puis on sort la capsule de l'étuve ; on y oriente la pièce et on laisse refroidir.

8° Après refroidissement, déchirer la capsule, coller le bloc sur le porte-objet du microtome Minot et procéder aux coupes à 150 μ.

On les recueille sur une bandelette de papier buvard et on les transporte sur les lames enduites d'albumine de Mayer ; ensuite, on les dessèche dans l'étuve à 37° ou par le papier buvard. Elles sont ainsi prêtes pour la coloration qu'on pratique de la manière suivante :

1° Enlever la paraffine par le xylol.

2° Chasser le xylol par l'alcool absolu.

à vérifier, puisque le singe et l'homme sont les seuls animaux d'inoculation et que la culture du microbe, est restée lente, difficile et inconstante. Toujours est-il que dans un certain nombre de cas, quelques jours après un ou plusieurs chancres mous ayant évolués d'ailleurs normalement, le sujet ressent subitement tous les symptômes d'une adénite monoganglionnaire correspondant à l'un des ganglions de la région primitivement inoculée ; ces symptômes sont des symptômes inflammatoires banals : gonflement, douleur, rougeur et chaleur locales ; ces symptômes restent toujours subaigus, puis se circonscrivent nettement sur un espace large de quatre à cinq centimètres de diamètre, au centre duquel il est bientôt aisé de percevoir une fluctuation de jour en jour, presque d'heure en heure, plus évidente ; bientôt la peau se fixe et s'ulcère et laisse échapper un centimètre cube environ de pus mal lié, sanieux, d'un jaune grisâtre, souvent panaché de stries couleur chocolat, mêlé de détritus organiques et de caillots. La cavité de l'ulcération lavée apparaît simplement anfractueuse et irrégulière ; elle est plus large que l'orifice ; la peau qui borde cette orifice est violâtre, déchiquetée, décollée ; l'ulcération se creusera et grandira dans les quelques jours qui vont suivre, puis elle aura vers la guérison une tendance presque spontanée, que le moindre pansement anti-

3° Mettre la préparation dans un cristallisoir rempli d'eau pendant 1 ou 2 minutes et puis colorer en versant sur la lame quelques gouttes de thionine phéniquée pendant 1-2 minutes.

4° Déshydrater par l'alcool absolu, passer par le xylol et monter au baume.

septique aidera, mais elle mettra plusieurs semaines à se fermer. La plaie étant anfractueuse, la cicatrice irrégulière et un peu creuse sera laide toujours et ne disparaîtra aucunement avec le temps. Telle est l'évolution normale du bubon chancrelleux ordinaire ; il est ordinairement simple, il peut être double ; on voit quelquefois un bubon chancrelleux dans les deux aines ; ces deux bubons évoluent à quelques jours de distance. On a pu voir, dans quelques cas rares, le trajet lymphatique qui aboutissait au ganglion et qui l'a infecté s'ulcérer dans toute sa longueur ; cela coïncide généralement avec l'ulcération phagédénique du bubon. Cette évolution phagédénique du bubon chancrelleux est fort rare mais non tout à fait exceptionnelle ; il en existe un superbe moulage au Musée de l'hôpital Saint-Louis, n° 2050 ; dans ce cas, l'ulcération du chancre non seulement tarde à guérir, mais augmente de jour en jour et d'heure en heure ; dans ce cas, la peau est décollée et s'escarifie de la profondeur vers la surface ; en appuyant sur la peau on fait sourdre du pus au-dessous d'elle ; avec un stylet on la soulève et on observe aisément qu'elle est décollée sur un espace de six à dix millimètres ; ce qui était décollé la veille est escarifié le lendemain ; l'ulcération gagne ainsi pour arriver à des dimensions qui ont été quelquefois énormes. On a vu trente et quarante centimètres de surface et davantage. Ce sont des cas qui semblent ne plus exister ; on ne les voit plus sans doute parce que on sait mieux guérir les bubons chancrelleux à leur origine.

Nous venons de voir les formes ulcéreuses graves du

bubon chancrelleux ; on pourrait se demander s'il en existe inversement des formes abortives, mais il semble que du moment que la réaction inflammatoire est nettement caractérisée, l'ouverture du bubon, s'il est abandonné à lui-même, s'ensuivra d'une façon certaine. C'est qu'il s'agit, en effet, non pas d'une adénite inflammatoire banale due à quelques infections staphylococciques secondaires de la chancrelle initiale, mais, au contraire, d'une adénite due à l'agent infectieux même qui a causé le chancre initial ; en d'autres termes, c'est une chancrelle ganglionnaire ; aussi ne peut-on s'étonner que cette chancrelle évolue vers l'ulcération comme celle du chancre cutané lui-même ; dans le chancre ganglionnaire, comme dans le chancre cutané, le microbe se présente sous sa forme strepto-bacillaire dans toute la région où la lésion augmente, où son rôle parasitaire est actif ; au contraire, il prend la forme en bacilles séparés, se colorant seulement à ses deux extrémités, lorsque l'ulcération régresse et lorsque le rôle parasitaire du bacille s'éteint ; aussi quand on veut faire un examen microscopique positif doit-on s'adresser aux bords mêmes de l'ulcère ganglionnaire et prendre par raclage un peu de la matière en voie de sphacèle et non pas le pus du centre, de même pour l'inoculation.

En somme il faut copier pour tout cela les techniques usitées à propos du chancre mou ; de même il faut copier son traitement.

Diagnostic. — Le diagnostic est fait par la coexistence de l'accident causal ou ses commémoratifs quand il est déjà guéri; l'évolution vers la suppuration, alors qu'il n'existe aucune lésion banale du pied ou de la jambe pouvant y donner lieu, suffit ordinairement à l'assurer complètement. D'ailleurs sa marche, son évolution, l'aspect anfractueux du chancre ouvert, l'aspect du pus, l'examen microscopique suffiraient à éviter toute erreur ; tout au plus lorsque l'ulcération a évolué vers le phagédénisme et qu'elle est demeurée torpide pendant des mois comme on l'a vue, pourrait-on penser à une adénite tuberculeuse ; la flore du phagédénisme n'a pas été suffisamment étudiée pour que l'examen microscopique puisse servir au diagnostic positif d'une telle ulcération, mais on sait que dans les ulcères tuberculeux la recherche du bacille est facile et qu'avec un peu de patience il est impossible d'examiner un seul frottis sur lame sans rencontrer des bacilles de Koch.

Aucun autre diagnostic différentiel ne doit être agité, car cela ne correspondrait point à la vérité clinique ; le diagnostic avec les syphilides gommeuses est éliminé par les commémoratifs, par l'évolution chaude, par l'examen du pus, etc. ; quant au diagnostic avec les ulcères néoplasiques il ne se poserait que dans le cas de phagédénisme et serait tranché dans le doute par la biopsie.

Traitement. — Tout à fait au commencement, si la douleur sentie par le malade ne disparaît pas, et si par l'examen de l'aine on constate le ganglion enflammé, on peut recourir au traitement dit abortif, qui consiste en : repos absolu, application de sangsues, vésicatoires, compresses humides, teinture d'iode, etc., avec compression légère ouatée. On a préconisé aussi les injections interstitielles avec les solutions médicamenteuses les plus diverses : ainsi Taylor donne la préférence à l'acide phénique au soixantième dont il injecte, au moyen d'une seringue à injections hypodermiques, stérilisée préalablement, et après une anesthésie locale, vingt à trente gouttes ; on comprime ensuite le bubon avec une bande légèrement compressive. Welander emploie le benzoate de mercure selon la formule suivante :

Benzoate de mercure...	1 gramme.
Chlorure de sodium....	50 centgr.
Eau................	100 grammes.

De cette solution il injecte 1 centimètre cube et d'après ce qu'il a observé cette pratique réussirait 90 fois sur 100.

Quand la fluctuation est à peine manifeste et que la peau n'est pas tout près de s'ulcérer, on peut essayer l'évacuation du pus par aspiration et injection consécutive de substances médicamenteuses, méthode qui a cet avantage considérable de supprimer la cicatrice très laide de la chancrelle ganglionnaire ; pour cela on enlève le pus par aspiration avec une forte aiguille de Pravaz, et une seringue de 2-4 centimètres cubes ; sans enlever l'aiguille on remplace le pus enlevé par du naphtol camphré ou de l'éther iodoformé. On a obtenu dans un grand nombre de cas des succès qui légitiment cette manière de faire toutes les fois qu'on arrive à temps ; dans ce cas, l'opération une fois faite, on appose sur la région un pansement compressif sous un spica de l'aine bien fait et on prescrit le repos absolu ; la douleur de l'intervention s'apaise en quelques heures ; et les phénomènes inflammatoires, quand le résultat sera bon, disparaîtront peu à peu. Même quand le résultat n'est pas tout à fait favorable, l'évolution du chancre ganglionnaire en sera favorablement influencée et la guérison plus rapide.

Au contraire, en présence d'une grande collection, il ne faut jamais s'attarder aux procédés ci-dessus décrits, sous peine de voir des complications dangereuses se produire : en pareilles circonstances il faut ouvrir de bonne heure au bistouri, laver largement la cavité avec des solutions antiseptiques (acide phénique, sublimé, etc.), quelquefois même cautériser au moyen de chlorure de zinc 1 : 10, et puis appliquer un pansement iodoformé ou tout autre.

C'est par l'antisepsie rigoureuse seule qu'on peut éviter les contaminations secondaires et guérir rapidement les malades avec une cicatrice minime et belle qu'on n'aurait pas eue si on avait laissé le bubon évoluer seul sans intervention.

Contre le phagédénisme, c'est au thermocautère tout de suite qu'il faut recourir après une anesthésie préalable ; on cautérise tout l'ulcère sans laisser aucun point non touché et profondément ; puis pour quelques jours on applique des pansements humides à l'eau bouillie, qu'on remplace après par la poudre d'iodoforme ou mieux de salol.

Enfin il ne faut pas oublier, surtout dans le cas de phagédénisme, le traitement général, qui, en modifiant la vitalité et la résistance des tissus joue probablement un certain rôle ; on prescrit comme médicaments, selon les cas, l'huile de foie de morue, le sirop iodotannique, l'arsenic etc., puis les douches froides, le séjour aux bords de la mer, etc.

BUBON DU CHANCRE MIXTE

Un point doit nous arrêter maintenant, c'est l'étude du chancre mixte et de ses suites. Un sujet contracte à la fois un chancre mou et la syphilis ; son chancre se développera dans les délais légaux du chancre mou, ce qui éliminera dans l'esprit du médecin l'hypothèse d'un chancre induré ; l'ulcération aura tous les caractères du chancre mou et on sait combien l'induration sous-jacente au chancre syphilitique peut être peu marquée ; elle l'est souvent très peu autour d'un chancre mixte.

Dix jours après le chancre mou diagnostiqué à la verge, survient je suppose une mono-adénite inguinale chaude qui évoluera vers la suppuration ; le clinicien continuera à être d'autant plus assuré de son diagnostic primitif, puisque le ganglion indicateur du chancre induré ne suppure jamais ; il traitera et guérira donc le bubon chancrelleux en quelques semaines, là cicatrisation sera obtenue, et c'est à l'une de ses dernières visites qu'en regardant la peau du bas-ventre le médecin apercevra tout à coup la roséole ; alors il palpera tous les ganglions et les trouvera tous engorgés (pléiade) ; il retournera au chancre initial et il trouvera une induration perceptible qui,

dans l'hypothèse d'un chancre simple, n'y devrait
pas être sensible et l'examen de tous les ganglions du corps et de la roséole, surtout sur le
torse, ne laissera [aucun doute sur la réalité du diagnostic de syphilis ; j'ai tenu à présenter le cas comme
on le voit en clinique ; les auteurs décrivent séparément l'infection chancrelleuse superposée à une
syphilis préalable contractée à quelques semaines
de distance ; ils décrivent aussi la syphilis contractée sur un chancre simple préalable ; ce sont
là des cas qu'on n'observe pas dans la pratique ; ce
qu'on observe, c'est la contamination double et simul-
tanée dont l'une plus bruyante cache l'autre d'évolution plus lente et plus sourde.

Je n'insiste pas sur l'utilité du traitement double à
suivre immédiatement, à savoir le traitement local
du chancre ganglionaire et le traitement général de
la vérole. En somme, pour résumer ce bref chapitre,
lorsqu'on a sous les yeux un chancre simple, qu'il soit
suivi ou non d'un chancre ganglionnaire, ce à quoi
il faut toujours penser d'emblée, c'est que l'infection
qui paraît simple peut être double en réalité et que la
première venue peut masquer la seconde ; lorsqu'on
pensera que cette erreur est possible, c'est une erreur
qui n'arrivera pas.

Il nous reste, pour être complet, à étudier briève-
ment deux types morbides, l'un fort rare en tout
pays, l'autre rare en France, je veux parler de la
morve et de la peste ou, pour bien dire, du bubon
pesteux et du bubon morveux.

BUBON PESTEUX

On sait que la peste se présente comme une maladie épidémique du rat, qui ne passe sur l'homme que secondairement et par l'intermédiaire de la puce. La puce quitte le cadavre du rat pesteux et pique l'homme dans une région découverte ; les piqûres les plus fréquentes sont par ce fait celles des poignets et celles des chevilles, mais on peut les voir en tout point. Ordinairement la piqûre donne lieu *in situ* à une phlyctène bombée, aréolée de rouge, contenant un liquide sanieux visible par transparence ; il y a souvent des lymphangites visibles dépendant des phlyctènes elles-mêmes. Le bubon pesteux qui suit l'inoculation est axillaire si la piqûre a été au bras, il est inguinal quand la piqûre a été faite à la jambe ; le bubon pesteux est une polyadénite phlegmasique évoluant vers la suppuration ; dès ce moment, l'infection du malade s'annonce par une température élevée avec un état saburral des voies digestives, de l'anorexie, de la soif, des nausées, des vomissements, des vertiges ; bref, tout le cortège réactionnel commun aux grandes infections, et cela seul montre bien que le bubon n'est qu'un symptôme et doit mettre sur la voie du diagnostic.

Les ganglions enflammés font, sous la peau, une

saillie multilobulaire douloureuse à la pression, sensible même au simple contact, blanche d'abord, et qui ne rougit pas tout d'abord. Très rapidement, une fluctuation nette survient au sein de la masse, qui s'ouvrira donnant issu à du pus phlegmoneux et sanieux contenant le bacille spécifique.

L'évolution, on le sait, est fatale dans le plus grand nombre des cas, mais il faut bien dire que l'infection générale est d'autant plus intense que la réaction phagocytaire adénitique est moindre et que, par conséquent, un bubon à réaction inflammatoire vive serait plutôt d'un pronostic favorable. Le pronostic s'appuie d'ailleurs sur l'état général du malade plus que sur les réactions ganglionnaires. On sait que l'inoculation de la peste peut se produire par inhalation et déterminer comme premier symptôme une pneumonie de mœurs graves ; dans ce cas, plus encore que dans le précédent, la réaction adénitique passe au second plan et tout est subordonné à l'évolution générale de la maladie, dans laquelle le bubon n'est plus qu'un symptôme secondaire.

Bactériologie. — Le bacille pesteux tel qu'on le trouve dans le pus du bubon pesteux est un petit bacille à extrémités arrondies mesurant 1 μ de large et 2 μ de long, découvert par Yersin-Kitasato (fig. 13). On lui donne le nom de cocco-bacille quand il est à peine plus long que large ; parfois il montre une auréole transparente, sorte de capsule ; il ne donne pas de spores ; dans les cultures on le voit ordinairement en chaînettes assez longues.

Il reste décoloré par la méthode de Gram ; les couleurs basiques d'aniline, et surtout le violet de gentiane, le bleu phéniqué de Kühne le colorent bien ; assez souvent la coloration du bacille est plus intense aux deux extrémités, laissant un espace central clair, comme avec le bacille de Ducrey.

Il se cultive bien sur les milieux ordinaires (gélatine, gélose, sérum, bouillon, etc.) ; c'est un aérobie qui pousse très bien à la température ordinaire, vers 20-22 degrés ; sa vitalité est assez marquée, mais on a constaté qu'après vingt à trente jours, il meurt dans les cadavres d'animaux morts de la peste et enterrés ; une température de 58 degrés le tue après une heure, 108° degrés en dix minutes. Les animaux enfin les plus favorables pour l'inoculation sont le rat et le singe.

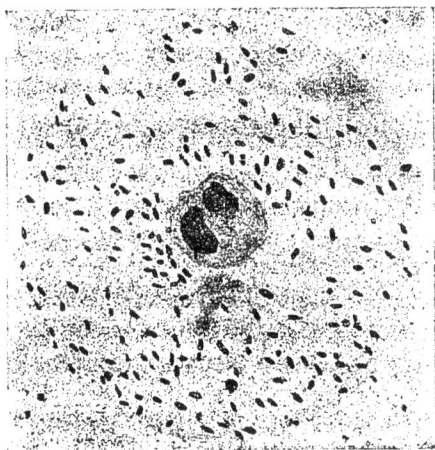

Fig. 13. — Bacille pesteux dans le pus de bubon pesteux ; d'après Yersin, cité par Macé.

En somme, on voit que le bacille pesteux d'Yersin-Kitasato ressemble à peu près au bacille de Ducrey ; il a la même forme, le même polymorphisme en amas ou en filaments, la même coloration, etc. Comme ces deux microbes provoquent la même lésion primitive, à savoir : une vésicule au point d'inoculation suivie d'une ulcération sphacélique à bords décollés et de plus une même réaction ganglionnaire, on a supposé (Borrel) qu'une parenté très étroite réunit ces deux bacilles.

Pronostic. — Le pronostic est celui de la peste qui,

comme on le sait, présente une mortalité de 25 à 60 p. 100.

Diagnostic. — C'est avec le bubon chancrelleux qu'on pourrait confondre le bubon pesteux, surtout au commencement des épidémies de peste. Le diagnostic sera basé sur l'état général du malade (fièvre, pouls fréquent, langue chargée d'un enduit blanchâtre, céphalalgie, facies, etc.), sur l'absence de la chancrelle et l'existence, au contraire, de phlyctènes précoces, *qui renferment le bacille pesteux presque à l'état de pureté* ; en l'absence de cette phlyctène, la ponction d'un ganglion, l'aspiration au moyen d'une seringue stérilisée d'une goutte de la sérosité et l'ensemencement sur des plaques de gélatine démontreront l'existence du bacille pesteux et trancheront le diagnostic.

Traitement. — Sérothérapie et, localement, pansements antiseptiques du bubon suppuré.

BUBON MORVEUX

La morve, sous sa forme la plus fréquente d'inoculation à l'homme, inoculation externe, donne lieu à une
infection cutanée hypodermique et ganglionnaire, qui
est la forme connue chez l'animal sous le nom de farcin ; elle ressemble comme évolution chez l'homme à ce
que serait une lymphangite tuberculeuse plus aiguë

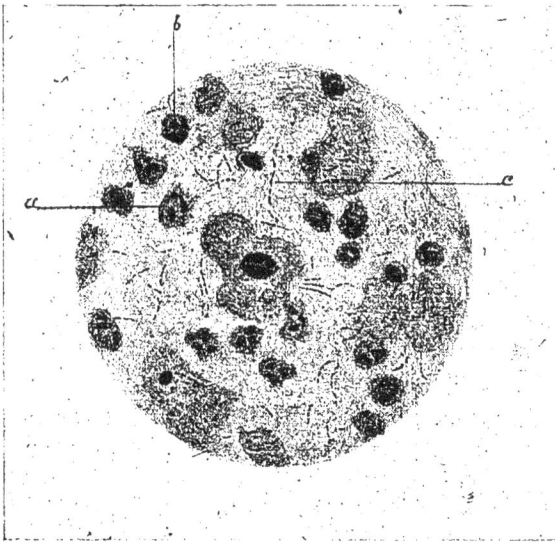

Fig. 14. — Bacille de la morve. — Abcès du farcin aigu expérimental
chez l'âne. Préparation extemporanée. (Ocul. 3, obj. immers 1/2 Leitz.
(d'après Sabouraud). — *a*, cellule polynucléaire ; — *b*, cellule mononu-
cléaire ; — *c*, bacilles morveux.

que la lymphangite tuberculeuse vraie donnant lieu à l'adénite que nous avons décrite plus haut.

Bactériologie. — L'agent pathogène de la morve (Fig. 14) est un bâtonnet de 2 μ de long et de un demi à 1 μ de large à peu près, comme celui de la tuberculose ; rectiligne ou un peu incurvé, il présente une mobilité assez nette ; sa morphologie, d'ailleurs, est sujette à de grandes variations, qui dépendent probablement de la nature du milieu de culture et de son âge, de l'espèce animale inoculée, etc.

Il se colore par les couleurs basiques d'aniline, mais inégalement et souvent d'une façon peu intense ; on donne alors la préférence aux solutions mordancées, telles que le bleu de Loeffler et le bleu de Kühne, la fuchsine de Ziehl, etc. Il reste décoloré par la méthode de Gram.

Il se cultive assez facilement sur tous les milieux de culture, mais pas au-dessous de 20 degrés ; le milieu de choix est la pomme de terre, où le bacille se multiplie très vite ; il meurt à la température de 55 degrés après cinq minutes. Enfin, l'animal dont on se sert le plus souvent pour l'inoculation est le cobaye mâle, chez lequel on constate, dès le cinquième jour après l'inoculation péritonéale, un gonflement douloureux des testicules très caractéristique.

Symptômes. — Trois symptômes caractérisent cette affection : la lymphangite, l'abcès ou gomme, la réaction ganglionnaire.

La lymphangite donne lieu à la transformation des vaisseaux lymphatiques en cordons durs, douloureux, moniliformes, qui peuvent atteindre au volume d'un tuyau de pipe et même exceptionnellement à celui du doigt (boudin farcineux) ; l'abcès n'est qu'une gomme aiguë ou la gomme qu'un abcès chronique ; on peut donc appeler de l'un ou de l'autre nom le second symptôme

. de la morve externe ; sur le trajet des boudins farcineux, dont la réaction inflammatoire totale peut déjà
être très vive, surviennent des points d'inflammation
circonscrite plus intense, aboutissant à la suppuration, à l'ulcère à pus sanieux, ichoreux, ulcération de
mauvais aspect, s'étendant et s'agrandissant, bien
loin d'avoir une tendance à la régression ; tout cela
copie les lymphangites tuberculeuses avec gommes
tuberculeuses sur leur trajet ; de même l'adénite ;
elle survient très vite, elle est polyganglionnaire et
aboutit à l'ulcération farcineuse, comme les nodules
gommeux sur le trajet des lymphangites ; en même
temps la réaction générale se prononce très souvent,
le malade fera des déterminations viscérales (morve
pulmonaire, cavernes, etc.); d'autrefois il fera en tout
point du corps des abcès sur des trajets lymphangitiques ; tout cela s'accompagne forcément d'une réaction générale fébrile, de fièvre hectique et de cachexie
progressive ; je n'insiste pas sur la fin qui est
toujours mortelle. Le traitement par les injections
mercurielles aurait donné quelques demi-résultats.
La rareté de cette affection que l'on n'a guère
observé que chez les vétérinaires, palefreniers, équar-
risseurs et chez les hommes de laboratoire qui se sont
consacrés à l'étude de cette maladie, nous dispensent
d'insister plus longuement sur un type morbide si
exceptionnel.

ADÉNO-LYMPHOCÈLE INGUINALE

On appelle ainsi la dilatation variqueuse des ganglions inguinaux.

Quelquefois congénitale, elle apparaît assez souvent à l'âge de 13 à 25 ans ; plus souvent encore elle atteint les sujets de 35 à 50 ans, et le sexe masculin particulièrement. On la rencontre surtout dans les pays chauds, sans que la France en soit tout à fait exempte ; on l'a observée consécutivement à des inflammations prolongées (lymphangites à répétition).

Pathogénie. — C'est la filariose qui explique les adéno-lymphocèles des pays chauds ; plusieurs observateurs (Patrick Manson, Lewis) ont rencontré dans le liquide des adéno-lymphocèles, et plus constamment dans le sang du sujet, pendant la nuit, la filaria *sanguinis hominis*, dont l'embryon a été découvert par Demarquay, et la forme adulte par Bancroft.

Symptômes. — La tumeur, presque toujours symétrique et plus grosse à gauche, commence ordinairement sans aucune douleur, grandit peu à peu, et acquiert le volume du poing ; elle reste stationnaire, ou varie avec les changements de température, les

fatigues, les grossesses, les règles, etc. La peau sus-
jacente est normale, non adhérente, semée de varices
dermiques, et couvre deux masses irrégulières et
sillonnées de sinuosités jaunes, saillantes et transparentes quelquefois. Ces tumeurs sont bien limitées aux régions inguinales, mobiles sur les plans
profonds, molles, dépressibles par compression pro-
longée sous les doigts ; le doigt éprouve la sensation
qu'il palpe des petits tubes de caoutchouc. Après une
longue marche, ces tumeurs se dilatent ; au contraire,
le décubitus dorsal les vide en partie. Autour de
l'adéno-lymphocèle, on peut trouver d'autres ganglions que le processus variqueux n'a pas encore
atteints.

Une fois arrivée à son développement, cette affection diminue rarement ; elle reste stationnaire pendant des années ou bien peut se compliquer d'une
lymphangite chronique circonscrite ou diffuse. Dans
ce dernier mode d'évolution, on note souvent de la
douleur qui part de la tumeur et s'irradie vers les reins
et l'épigastre, on a pu voir de la fièvre, et la tumeur
même suppurer (?).

Diagnostic. — On peut confondre l'adéno-lymphocèle inguinale avec le lipome, l'épiplocèle, l'angiome
veineux et le lymphangiome sous-dermique. Mais le
lipome n'est pas ordinairement symétrique ; il est plus
ferme et plus régulier et enfin on ne rencontre pas
autour de lui de varices tronculaires ou dermiques
qui accompagnent ordinairement l'adéno-lymphocèle.

L'angiome veineux est ordinairement congénital,
rarement symétrique ; la peau à sa surface est mar-

brée de lignes bleuâtres ; enfin il grossit par la compression des veines émergentes.

L'issue par l'anneau inguinal, la réduction de la tumeur dans l'anneau, l'absence de symétrie, la consistance plus granuleuse, la non-existence de vaisseaux tronculaires permettront de caractériser différentiellement l'épiplocèle.

Le lymphangiome est une tumeur mamelonnaire d'un rouge vineux ou exulcérée, dont la pression fait suinter des gouttes de lymphe transparente ou striée de sang.

En général, quand on se trouve en face d'une adéno-lymphocèle inguinale, il ne faut jamais oublier de procéder à l'examen du sang vers minuit, surtout s'il s'agit de malades ayant habité les pays chauds. On y rencontrera les embryons de filaire entre les globules rouges sous forme d'une sorte d'anguillule à mouvements serpentins.

Note. — La chylurie indiquée par Gubler est un bon moyen de diagnostic.

Traitement. — Généralement on recourt à l'ablation de ces tumeurs.

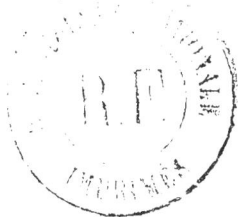

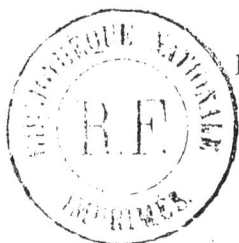

BIBLIOGRAPHIE

ARLOING. — Leçons sur la tuberculose et certaines septicémies, p. 442 et suiv.

BALZER et LEROY. — Lymphangites tuberculeuses à marche rapide. *Annales de dermat. et de syphil.*, 1898, p. 662.

BERDAL. — Traité pratique des maladies vénériennes, 1897.

— Traité pratique de la syphilis, 1902.

BESNIER, BROCQ et JACQUET. — La pratique dermatologique. 1900-1904.

BESSON. — Technique bactériologique et sérothérapique, 2e éd., 1902.

BEZANÇON. — Maladies du système lymphatique, in Traité de médecine et de thérapeutique de Brouardel et Gilbert, t. VI, p. 737.

BEZANÇON et LABBÉ. — Structure du ganglion lymphatique. Société anatomique, mai 1898.

— Etude sur les ganglions dans les infections expérimentales. *Archives de médec. expérim.*, mai 1898.

— Infections ganglionnaires expérimentales. Société de biologie, avril-mai 1898.

BOHM et OPPEL. — Manuel de technique microscopique, 3e éd., 1903.

BOUVET. — Les adénopathies tuberculeuses chirurgicales. *Th.* de Paris.

BRAULT. — Traité pratique des maladies des pays chauds et tropicaux, 1900.

Brocq. — Traitement des maladies de la peau, 1898.

Brocq et Jacquet. — Précis élémentaire de dermatologie.

Brodier. — Affection du système lymphatique, in Traité de Chirurgie par Le Dentu et Delbet, t. IV.

Caillet. — Un cas de tuberculose généralisée des ganglions lymphatiques. *Bourgogne méd.*, 1895, p. 67.

Capitan. — Tuberculose cutanée primitive par inoculation directe. *Médec. moderne*, 2 octobre 1890.

Castel (du). — Tuberculose de la main et de l'avant-bras. *Annales de dermat. et de syphiligr.*, 1896, p. 722.

Chauffard. — Les étapes lymphatiques de l'infection. *Semaine méd.*, 4 juillet 1894.

Cornil et Ranvier. — Manuel d'histologie pathologique, 1881.

Coyne. — Anatomie pathologique, 1904.

Dubreuilh et Auché. — De la tuberculose primitive par inoculation directe. *Arch. de méd. expér.*, 1890, p. 601.

Etienne. — Association de la syphilis et de la tuberculose. *Annales de dermat. et de syphiligr.*, 1896, p. 712.

Finger. — La syphilis et les maladies vénériennes. Trad. Doyon et Spillman, 1900.

Fournier. — Traité de la syphilis, 1899.

Gaucher. — Leçons sur les maladies de la peau, 1895-1898.

Goupil. — Lymphangite tuberculeuse. *Th.*, Paris, 1892.

Hallopeau et Leredde. — Traité pratique de dermatologie, 1904.

Jeannel. — Recherches sur la généralisation de la tuberculose expérimentale. Congrès de la tuberculose, 1888, p. 951.

Jeanselme. — Cours de dermatologie exotique, 1904.

— Des dermites et de l'éléphantiasis consécutifs aux ulcérations des membres variqueux. *Th.*, Paris, 1880.

Kostenisch et Volkow. — Développement du tubercule expérimental. *Arch. de méd. expér.*, nov, 1892.

Lannelongue. — La tuberculose chirurgicale.

Leistikow. — Thérapeutique des maladies de la peau. Trad. par Darier, 1900.

Lejars. — Essai sur la lymphangite tuberculeuse. In Etudes sur la tuberculose, par Verneuil, 1891, p. 190.

Lejars. — Ganglions lymphatiques. In Traité de chirurgie de Simon Duplay et Paul Reclus, t. I, 2ᵉ éd., 1897.

Leloir et Vidal. — Symptomatologie et anatomie pathologique des maladies de la peau, 1894.

Leredde. — L'eczéma, maladie parasitaire, 1898.

— Thérapeutique des maladies de la peau, 1904.

Lesage et Pascal. — Polyadénite tuberculeuse primitive du premier âge. *Arch. gén. de méd.*, 1893, t. I, p. 270.

Macé. — Traité pratique de bactériologie, 1898.

— Atlas de bactériologie, 1898.

Martin — *Th.* Paris, 1898.

Mauclaire. — *Th.* de Paris, 1893.

Miquel et Cambien. — Traité de bactériologie, 1902.

Nicolle et Remlinger. — Traité de technique bactériologique. 1902.

Pascal. — *Th.*, Paris, 1892.

Patrick-Manson. — Maladies des pays chauds, traduit de l'anglais par MM. Guibaud et Brengues, 1904.

Sabouraud. — Maladies du cuir chevelu, t. I. Les maladies séborrhéiques, t. II. Les maladies desquamatives, 1902-1904.

— Diagnostic et traitement de la *pelade* et *des teignes* de l'enfant, 1895.

— Les *trichophyties* humaines, 1894.

— Dermatolohie topographique régionale, 1905.

Stöhr. — Manuel technique d'histologie, 1904.

Straus et Gamaleia. — Recherches expérimentales sur la tuberculose. *Arch. de méd. expér.*, 1891, p. 457.

Tenneson. — Traité clinique de dermatologie, 1893.

Thibierge. — La tuberculose cutanée. *Revue des sciences médic.*, t. XXXVII, p. 660.

Toma (de). — Des voies de propagation des bacilles de la tuberculose. Congrès de la tuberculose, 1888, p. 318.

Velpeau. — Article « Adénite », dictionnaire de Dechambre.

Yersin. — Etudes sur ie développement du tubercule expérimental. *Annales de l'Institut Pasteur*, 1888, p. 245.

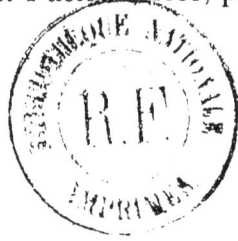

TABLE DES MATIÈRES

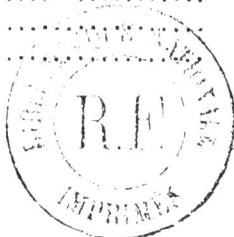

IMPRIMERIE F. DEVERDUN, BUZANÇAIS (INDRE)